王凌霄医疗经验集

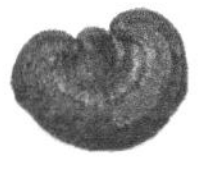

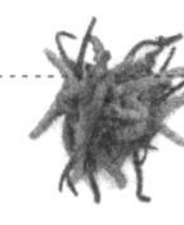

主编　张　杰　吴东昆

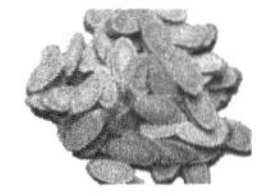

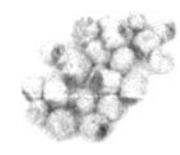

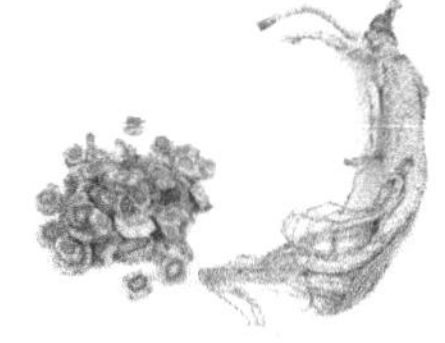

上海科学技术出版社

图书在版编目(CIP)数据

王凌霄医疗经验集 / 张杰,吴东昆主编. —上海：
上海科学技术出版社,2017.3
ISBN 978—7—5478—3435—0

Ⅰ.①王… Ⅱ.①张… ②吴… Ⅲ.①中医学临床—
经验—中国—现代　Ⅳ.①R249.7

中国版本图书馆 CIP 数据核字(2017)第 011917 号

王凌霄医疗经验集

主编　张　杰　吴东昆

上海世纪出版股份有限公司
上 海 科 学 技 术 出 版 社　出版
(上海钦州南路 71 号　邮政编码 200235)
上海世纪出版股份有限公司发行中心发行
200001 上海福建中路 193 号 www. ewen. co

字数:78 千字　　　　　　印张 3.75
2017 年 3 月第 1 版 2017 年 3 月第 1 次印刷
ISBN 978—7—5478—3435—0 / R・1307
定价:25.00 元

本书如有缺页、错装或坏损等严重质量问题,
请向工厂联系调换

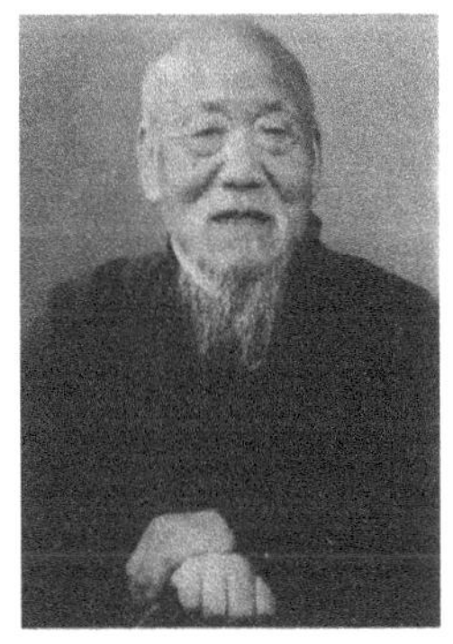

王凌霄

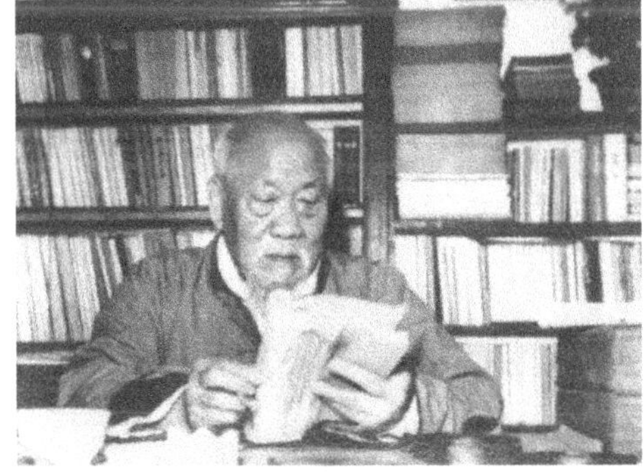

王凌霄研读中医经典

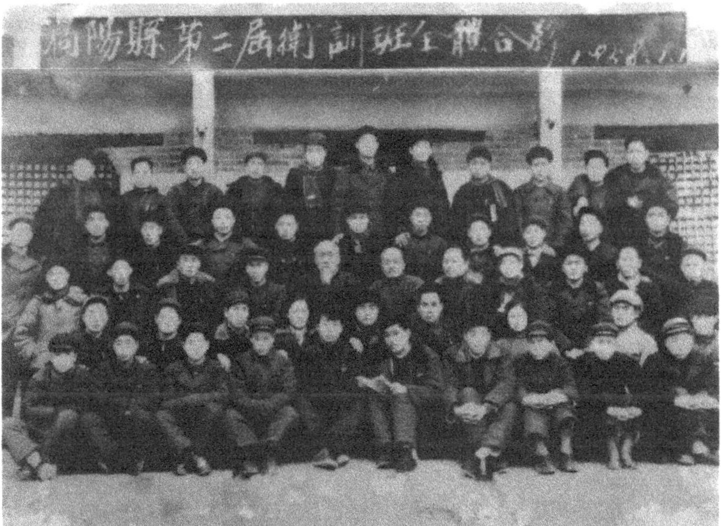

1958 年涡阳县第二届卫生培训班集体合影（前第二排左五为王凌霄）

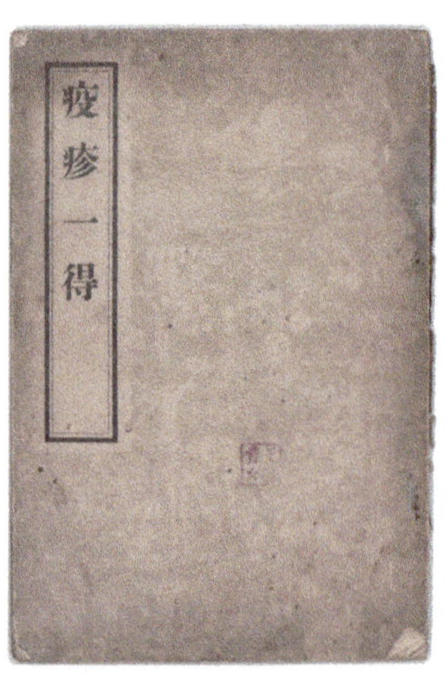

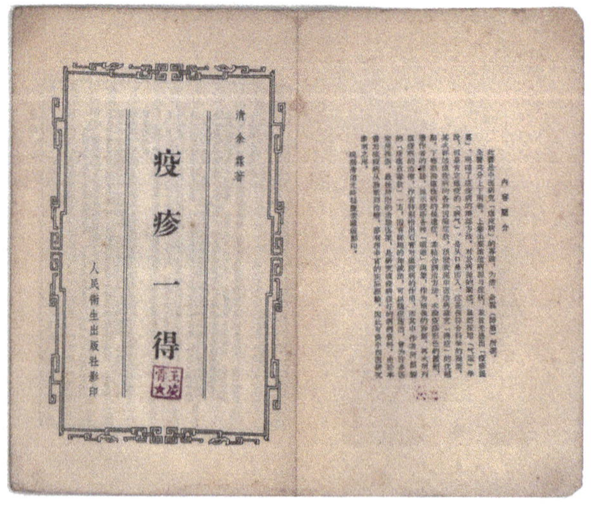

王凌霄赠书张杰

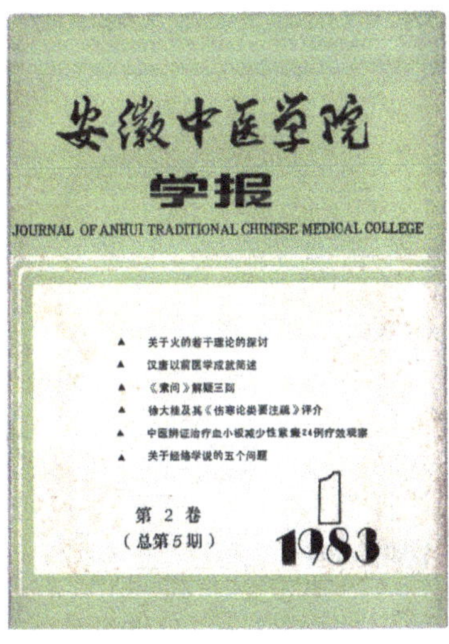

安徽中医学院 学报

JOURNAL OF ANHUI TRADITIONAL CHINESE MEDICAL COLLEGE

▲ 关于火的若干理论的探讨

▲ 汉唐以前医学成就简述

▲ 《素问》解题三则

▲ 徐大椿及其《伤寒论类要注疏》评介

▲ 中医辨证治疗血小板减少性紫癜24例疗效观察

▲ 关于经络学说的五个问题

第 2 卷
（总第 5 期）

1983

张杰整理发表王凌霄医疗文献

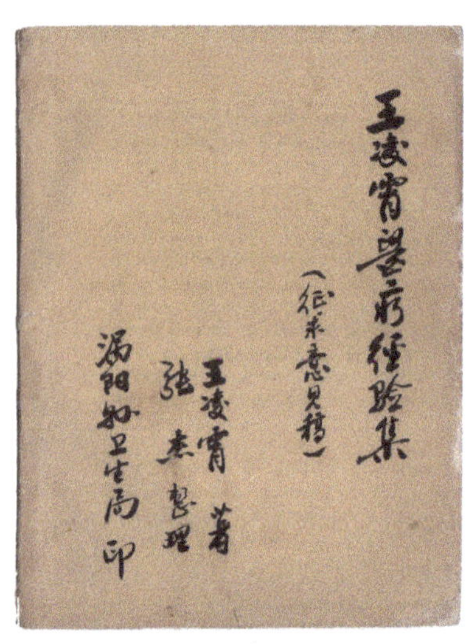

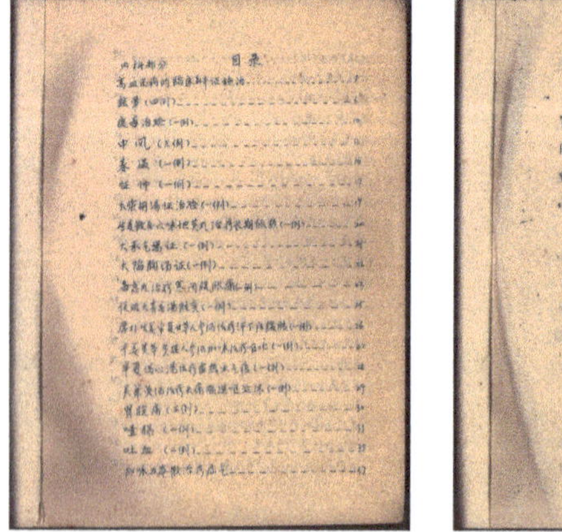

王凌霄医案（张杰手刻蜡纸油印本）

◉ 内容提要

　　王凌霄(1896—1986 年)是安徽省涡阳地区著名老中医,临证患者甚多,晚年更是名播四方,求医者络绎不绝。

　　本书根据王氏历年的门诊、会诊病历记录整理而成,由王氏亲自编稿,张杰医师协助整理。所选医案及论著分内科、外科、妇科、儿科 4 个部分,共 67 篇,包括病案 85 例。本书将王氏一生经验浓缩于一册,篇幅虽小却字字珠玑,内容丰富却言简意赅,充分体现了王氏临床辨证思路和用药经验。医案中的理法方药全部采用纯中医思维,具有鲜明的传统中医特色。本书可供中医临床医生及中医院校学生参考使用。

涡阳县中医院始建于 1958 年，当时以本县八名知名中医药人士为主成立了涡阳县中医联合诊所，后更名为涡阳县中医院。王凌霄（1896—1986 年）老先生便是八名中医人士中的佼佼者。他行医六十余载，擅内外妇儿，博览群书，治学严谨，精勤不倦，德艺双馨。临证患者甚多，晚年更是名播四方，求医者络绎不绝。

众所周知，衡阳会议以来，全国掀起中医热潮，正因如此，1980 年，由县卫生局组织，王凌霄临床经验得以及时整理。由张杰（现为全国第三、第五批老中医药专家学术经验继承工作指导老师，安徽中医药大学教授）医师整理，记录了王老医案医话 67 篇。从中隐约闪现了一方名医的成长之路，体会到王老诊病辨证思路，用药精当。临床上，无论是对待常见病、多发病，还是传染性疾病和急危重症，王老能中不西、衷中参西的诊疗经验都值得参考。

我毕业于中医院校，从医二十余年，每逢同学聚会，观同辈多论西学，学术有所西化，心中感慨万千。又置身于中医医院，见临床科室学术西化颇重，虽聚集中医院校毕业同仁，但普见中医诊疗水平不高，信心不足现象，心急如焚。坚持中医医院办院方向，坚定中医信念，弘扬中医特色，中医学继承创新，任重道远。

中医药学历史悠久，理论丰富，疗效卓著，但由于教育、科技、经济、法律、社会等因素，学界应用中医药信心不足。可喜的是，中医药作为我国独特的卫生资源，潜力巨大的经济资源，具有原创优势的科技资源，优秀的文化资源和重要的生态资源，写进了《中医药发展战略纲要（2016—2030年）》，中医药传承工程也作为《纲要》的重点任务。那么，地域性名老中医应是当代中医临床医生和典范的代表，我想，对其经验进行整理，意义重大。基于此，2014年，我院申报安徽省卫生厅科研项目"王凌霄医案整理和其学术经验总结"，省卫生厅对此给予专项资助。本项目由张杰医师牵头，对王老医案医话分类编排，发掘整理，汇编成册，给予出版。以冀中医药爱好者和同仁能从中领悟点滴经验或进一步研究，定会有所裨益。

由于时间仓促，水平有限，不乏有不足或错误之处，还望同仁斧正。

吴东昆

于涡阳县中医院

2016 年 10 月 8 日

　　王凌霄医师是安徽省涡阳县著名老中医，有近 60 年的临床经验，擅长内、外、妇、儿科。王氏对医学精益求精，在中医理论及经典著作方面功夫颇深，积累了丰富的临床经验，在我县享有较高的声誉。

　　是书根据王氏历年的门诊、会诊病历和记录整理而成，由王氏亲自编稿，张杰医师协助整理，但由于大多病历记录不全，甚或散失，这里只选择记载较详、较有代表性的加以汇集。所选医案及论著分内科、外科、妇科、儿科 4 个部分，共 67 篇，包括医案 85 例。

　　王氏治学认真，学有渊源，精通经典著作，博览名家学说，在临床上主张维护正气，用药攻不伤正，补不碍邪，注意调整脏腑功能，在治疗消化系统疾病时倡导以通为补，饮食疗养。故本书对初学者及临床医生都有一定的参考价值。

　　本书整理时间仓促，水平有限，错误之处在所难免，希读者多提宝贵意见，以便今后订正。

编　者

2016 年 12 月

▶**第二章　外科** / 70

第一章
内　科

眩　晕

　　眩者视物皆动，晕者视物皆转，轻者闭目即止，重者旋转不定。并伴有恶心、呕吐等症。本病发病原因颇多，很多疾病也都可发生眩晕，如外感六淫、内伤七情、酒色过度、失血、外伤以及痰饮、瘀血、误治等。其发病机制不外乎4种。一是由于肝肾。《内经》云"诸风掉眩，皆属于肝"，又云"肝病则头目眩"。肾主骨生髓，脑为髓之海，故《内经》谓："髓海不足，则脑转耳鸣，胫酸眩冒。"二则为痰饮所作。《金匮要略》谓："心下有痰饮，胸胁支满目眩。"《古今医统》亦谓："肥人眩晕，气虚有痰。"丹溪则立"无痰不眩"之论。其三为虚火上炎。《古今医统》谓："瘦人眩晕，血虚有火。"然肝肾阴虚、阴虚火旺者，亦属此类。其四则为气虚、血虚或气血双虚至眩晕者。如《古今医统》谓："眩晕有气虚者，当升阳补气；有血虚者，当益阴补血。"《医学正传》谓："不兼他病而晕者，是皆虚损也。"此四者乃互为因果，痰饮之患往往是由于气虚；火气上泛往往是由于血虚；肝肾病变从现象上看多是因痰、因火，从本质上看则大多有气虚、血虚。所以陈修园在《医学三字经》里说："虚痰火，各分观，究其旨，总一般。"并解释道："究其殊途同归之旨，木动则生风，风生而火发，故河间以风火立论。风火必加木势而克土，土病则聚液而成痰，故仲景以痰饮立论，丹溪以痰火立论也。究之肾为肝母，肾主藏精，精虚则脑空，脑空则旋转而耳鸣，故《内经》以精虚乃髓海不足立论也。言虚者言其病根，言实者言其病象，其实以一贯之也。"

眩晕是一常见症状，原因比较复杂，治疗必须根据辨证求因，审因论治，始能提高疗效。根据病因不同，症状有异，火盛者以清火为主，羚羊角、连翘、栀子、玄参、丹皮、桑叶以清上窍。或用大黄研末吞服，乃釜底抽薪、降火消痰法；痰多者宜清痰为主，二陈汤、半夏白术天麻汤、苏子降气汤等，以健脾化痰为治；肝阳偏旺者当用金石鳞介之品以镇肝息风、平肝潜阳法，方用镇肝熄风汤、羚角钩藤汤之类；补虚当分中虚下虚、气虚血虚、阴虚阳虚。气虚阳虚者，以脾虚为主的，当用补中益气汤、人参汤；以肾阳虚为主者用附桂八味丸、右归丸之类；血虚阴虚者当滋阴补血，血虚明显者，当归补血汤、归脾汤；肾阴不足者，左归丸、杞菊地黄丸等。总之以降火消痰治其标，以滋源培补治其本。

【案例一】

圣某，男，42岁。患眩晕症，于1969年5月来门诊求治。言其平时也有眩晕宿痰，时好时犯，每犯时天旋地转，

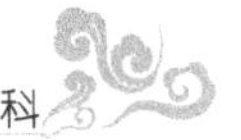

眼不能睁，呕吐痰涎，饮食难进。这次犯病尤甚，脉象弦滑，舌苔白腻，此痰饮为患。

[**方药**] 半夏白术天麻汤加减。

陈皮	半夏	茯苓	泽泻
白术	甘草	制南星	钩藤
甘菊			

3 剂。

二诊：眩晕见轻，呕吐停止。原方 3 剂。

三诊：症状全消，饮食知味，改拟六君子汤加钩藤、夏枯草以善其后。

【案例二】

乔某，女性，31 岁。1970 年 8 月因患眩晕病在我院住院，经西医治疗效果不佳，欲服中药，故邀王氏诊治。观其面色萎黄，形体衰弱，其脉寸关虚弱，尺部微涩，舌淡嫩少苔，此气血不足，肾阴亏耗。欲荣其上，必滋其根，宜左归饮加减。

[**方药**] 左归饮加减。

熟地黄 24 克	山药 15 克	甘草 3 克	山茱萸 15 克
枸杞子 15 克	茯苓 15 克	细辛 3 克	肉苁蓉 12 克
川芎 6 克			

药后 3 剂知，6 剂能下床活动，后服六君子汤加天麻而愈。

【案例三】

刘某，男，56 岁。头晕 10 余日，时重时轻，两目难睁，食少心烦，失眠不寐，声高气粗，面色潮红，脉弦大，舌红苔薄黄。乃阴虚火旺、肝阳上扰之征，宜滋阴潜阳、平肝息风。

用天麻钩藤饮加减。

［**方药**］天麻钩藤饮加减。

天麻	钩藤（后下）	生石决明（先下）	牛膝
杜仲	栀子	黄芩	益母草
桑寄生	夜交藤	珠茯神	

二诊：症较前轻，继服原方5剂。

三诊：头晕已止，饮食知味，唯口干舌苦，脉之，仍见脉硬偏数，仍按原方加龙胆草、牡丹皮，清肝泻热而安。

【案例四】

赵某，男，48岁，主诉头晕半月，饮食减少，四肢无力，心慌难受，服药未效。患者面色㿠白，语音低微，脉细而微，舌淡无华，此气血俱虚，心神失养，宜投人参养荣汤加减。

［**方药**］人参养荣汤加减。

人参	熟地黄	生黄芪	当归
茯苓	白术	白芍	肉桂
五味子	天麻	钩藤	

二诊：服药6剂头已不晕，唯饮食乏味，于上方加砂仁，嘱服10剂，药后精力充沛，饮食增加。

瘟毒治验

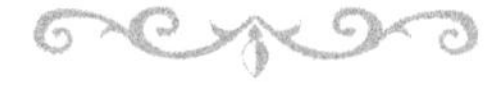

【案例】

忆及中华人民共和国成立前治一患者，初病大热不解，头痛如破，上半身有汗，下肢无汗，头汗更多，次日即神昏谵语,吐泻频作,大渴引饮。观其形状面红气粗,头汗如洗,其脉反而沉细,脉证不符。自思不是伤寒,亦非一般温病,很像余师愚《疫疹一得》书中瘟毒热证,遂用清瘟败毒饮中剂重用,石膏大清肺胃之热,佐使药均可解十二经之毒火,对于此症甚为适合。2 剂后头脑清醒,痛热大减,后又连服 6 剂,其症若失,又服养阴之品善后。

［**方药**］清瘟败毒饮。

生石膏,大剂 300～400 克,中剂 100～200 克,小剂 50～100 克;生地黄,大剂 30～40 克,中剂 15～25 克,小剂 10～20 克;黄连,大剂 20～30 克,中剂 10～20 克,小剂 5～10 克;犀角,大剂 30～40 克,中剂 15～25 克,小剂 10～20 克;栀子、黄芩、连翘、知母、牡丹皮、赤芍、玄参、竹叶、甘草、桔梗,以上 10 味,计量酌用。

〖按〗本方清热解毒,凉血救阴。主治气血两燔,身壮热,大渴引饮,呕吐,头痛如劈,烦躁若狂,神昏谵语,甚则发斑吐衄,舌红唇焦,六脉沉细而数,或沉而数,或浮大而数者。

中　风

《内经》云:"风者,百病之长也。""善行而数变。"《金匮要略》云:"夫风之为病当半身不遂。"又言:"邪在于络,肌肤不仁;邪在于经,则重不胜;邪入于府,即不知人;邪入于脏,舌即难言,口吐涎。"唐宋以前对于此症多以内虚邪中立论。金元时代刘河间主火,朱丹溪主痰,李东垣主虚,三家各有发挥，但皆着重内在因素，实为中风学说一大转折。明代张景岳更明确指出："此病皆内虚积损颓败而然，原非外患风邪所致。"并引述《素问·调经论》"血之与气并走于上，则为大厥"之证，正时人所谓卒倒暴仆之中风，亦即痰火上壅之中风，因此倡非风之说。此后叶天士进一步阐明精血衰耗、水不涵木、木少滋荣、肝阳偏亢为发病的机制。此病与西医学所说之脑血管意外，包括高血压、动脉硬化引起的脑出血等一系列的证候基本相同。

中风在临床上按病之轻重尚分中经络、中脏腑。中脏腑应注意闭证、脱证，闭证属实宜开，脱证属虚宜固；本证大多本虚标实，风痰、火为标，精气、阴血亏损为本。《临证指南医案》中华岫云说："急则先用开关，继则益气养血，佐以消痰清火、宣通经隧之药，气血充盈，脉络通利，则可痊愈。"但此病乃积损颓败，一经暴发，危症百出，医者当取中西两法之长，尽力挽救。

【案例一】类中风

徐某，男，56 岁。素有高血压病史，一日清晨突然昏倒，神志不清，瞑目握拳，口眼向右歪斜，左半身不遂。急刺水沟、太冲、丰隆，又用通关散吹鼻取嚏，少顷苏醒。诊其脉，左手寸关弦数，右手濡弱，两尺细小。此是肾阴亏耗，水不涵木，肝阳上亢，神明失灵，昏迷跌仆。宜用镇肝熄风汤，潜阳镇遂，平肝息风。

二诊：3 剂后神识清晰，仍用原方，又服 3 剂，饮食渐进，神情如常，口眼歪斜、半身不遂依然如故，此系中风之后瘀血阻滞脉络，改服王清任补阳还五汤加味。

[**方药**] 补阳还五汤加味。

赤芍	川芎	当归尾	地龙
黄芪	桃仁	白附子	僵蚕
䗪虫			

三诊：本方服至 10 剂，口眼歪斜及半身不遂均较前好转。

四诊：又服 10 剂，口眼歪斜恢复如常，半身不遂也愈强半，能自行一二里路，后又以滋养肝肾、活血通络法调养数月渐渐好转。

［**方药**］镇肝熄风汤。

玄参 15 克	天冬 15 克	川楝子 6 克	生麦芽 6 克
茵陈 6 克	甘草 4 克	怀牛膝 30 克	生白芍 15 克
生代赭石 30 克		生牡蛎 15 克	生龟板 15 克
生龙骨 15 克			

【按】本证系中经中府之重症，用镇肝熄风汤 6 剂先息内风，症状缓解后，主要矛盾即转为瘀血阻络之半身不遂上，故用补阳还五汤加搜风化痰之品以益气活血，兼搜风痰，后以滋养肝肾、活血通络法以收全功。

【案例二】肝风

丁某，嗜酒无度，形体丰腴，望六之年仍经营业务，操劳用心，时常头脑胀疼，胸满嗳气。一日头痛难忍，延余诊视，面红气粗，自述：上肢麻木，头痛如裂，其脉弦长而硬，此年高水亏，肝阳化风，升逆无制，上扰清窍，近人张锡纯论脑充血无异，遂用所制之建瓴汤加味。

［**方药**］建瓴汤加味。

生山药	生怀牛膝	生代赭石	生牡蛎
生地黄	生白芍	柏子仁	龙胆草

生甘草

二诊：服药 5 剂，头痛大减，肢麻亦轻，脉亦较前和缓，原方又进 5 剂。

三诊：头痛肢麻症状全消。后嘱其戒烟戒酒，丸药调理，以防再犯。

［**方药**］建瓴汤。

生山药　　　生怀牛膝　　　生代赭石　　　生龙骨

生牡蛎　　　生地黄　　　　生白芍　　　　柏子仁

【按】张锡纯所列建瓴汤方证候有五：一为其脉弦硬而长，或寸盛尺虚，或大于常脉数倍，而毫无缓和之意。二为其头目时常眩晕，或觉脑中昏聩，多健忘，或常觉疼，或耳聋目胀。三为胃中时觉有气上逆，阻塞饮食不能下行，或有气起自下焦，上行作呃逆。四为心中常觉烦躁不宁，或心中时发热，或睡梦中神魂飘荡。五为或舌胀，言语不利，或口眼歪斜，或半身似有麻木不遂，或行动脚踏不稳，时欲眩仆，或自觉头重脚轻，脚底如踏棉絮。本例患者肝阴素虚，五志过极，酒毒积热，酿成大患，服用本方滋水涵木，肝阳得制，肝火得息，其头疼肢麻等症自愈。

【案例三】 中风脱症

黄某，65 岁。在城里经商，无子，家中多气，时常因手指麻木、头晕目眩延余诊治。王氏言方书谓手指麻木、头晕皆中风之先兆，应戒烟酒，远房帏，少生气为妙，否则此病卒发，挽救不及。果然未过半年，突然发作，跌扑在地，其妻急忙找王氏，视其人事不省，目合口开，撒手，脉象微细，半身不遂，四肢冰凉。此系中风脱证，急刺水沟，通关散吹鼻取嚏，少顷苏醒，速煎大剂参附汤频频灌服，以冀万一。2 日后神识稍清，略能进食，改服补阳还五汤加减，半身不遂亦有好转，后与黄芪桂枝五物汤交替而服，半年后始能下床活动。

〖按〗本证阴阳暴张，气血并走于上，而致元气衰微，阴阳离决，危在旦夕，故用大剂参附汤大补元气，回阳固脱，症情稳定后方可用补阳还五汤治疗。

春　温

【案例】

1962 年初春，城西刘某。初起头痛发热，咳嗽，误以为感冒，不大注意，以致逐渐加重。前医用药三四剂高热不退，饮食不进，其女特至城里邀王氏去诊，其脉躁疾，尺肤热甚，大热口渴，咳嗽咽痛，《灵枢·论疾诊尺》云："尺肤热，脉盛躁者，病温也。"《伤寒论》曰："太阳病，发热而渴，不恶寒者，为温病。"观其所服之药皆辛温发散，真是火上加油。何为温，温是热之渐，与伤寒殊悬，幸未逆传，仍在手太阴经，温病传变与伤寒不同，伤寒传变速，温病传变迟，往往只在一经，现大热大渴乃手太阴病也。拟方白虎汤加金银花、连翘、杏仁、牛蒡子、麦冬、桑叶、甘菊，嘱服 2 剂，1 日服完。次日其子来说，服后热渴大减，咳嗽亦轻，唯有神疲，口干，改用人参白虎汤加麦冬、山药、沙参、石斛，嘱服 5 剂，药后其子来说，症状消失，饮食知味，嘱其清淡调养即月痊愈。

〖按〗本例乃风温误治，愆成大症，风温初起一般宜表散外邪，透达伏热，使之自表而解，治宜辛凉为主，如桑菊、银翘等方可酌情选用。若用辛温之品，则背道而驰，焉有不重之理。本症卫气同病，大热大渴，故用白虎汤加味甘寒清泄，兼有辛散之品，使温热之邪从卫分而解。辨证明确，选药精当，故见效神速。

怔 忡

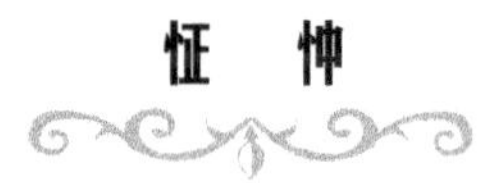

【案例】

蔡某，男，17 岁，患怔忡。正在中学读书，本地医院诊断为心脏病。治疗数月未见好转，想改服中药，特请王氏诊治。患者面色㿠白，形体消瘦，常见心中跳动不安，心神惶惶，惊悸失眠，脉象虚数无力。心主血脉，其华在面，血虚心脉失养则见面㿠无华，心悸怔忡。治当补血养心，安神宁志。宜用《局方》平补镇心丹加减。

［**方药**］平补镇心丹加减。

龙齿	人参	远志	茯神
酸枣仁	当归身	柏子仁	生地黄
山药	肉桂	麦冬	五味子
朱砂			

5 剂。

二诊:症状稍轻，脉证如前，改拟张锡纯定心汤加减。

［**方药**］定心汤加减。

龙眼肉	炒酸枣仁	山茱萸	柏子仁

生龙骨　　　生牡蛎　　　　生乳香　　　生没药

5剂。

三诊：药后效著，心安神宁，原方继服5剂。

四诊：患者自诉病已好清，身心动作、饮食均与以往好时无异。

〖按〗怔忡，古人认为是血少，丹溪云："怔忡者血虚，怔忡无时，血少者多。"《济生方》亦云："夫怔忡者，由心血不足也。盖心主于血，血乃心之主，心乃形之君，血富则心君自安矣。"因此筑筑惕惕，跳动不安，心神不宁之怔忡症，属虚者多，属实者少。虽有标实之证，亦因本虚而演成。如有因感受风寒暑湿，闭塞诸经者；五饮停蓄，堰塞中脘者。亦均能令人怔忡，当随证施治。

本例脉虚数无力当是心动过速之象，诚由心血不足，心脉失养引起，投上方补血养心，安神宁志，缓剂常服，故取良效。

大柴胡证治验

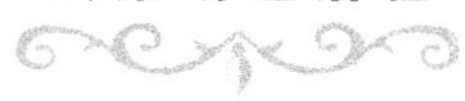

【案例】

李某，男，26岁，本县小李庄人，病过三候，初病头痛发热恶寒，服发汗药2剂未愈，心下反而烦闷，改用下法，心下更为难受，寒热时作，时欲呕吐，心下满痛拒按。脉之寸浮关弦，苔薄黄偏燥，此外感失治，邪踞少阳兼入胃腑，与大柴胡汤下之而愈。

〔**方药**〕大柴胡汤。

柴胡　　　　黄芩　　　　　枳实　　　　半夏
白芍　　　　大黄（后下）　　生姜

〖按〗此大柴胡汤去大枣之壅滞，以柴胡、黄芩和解少阳之郁，以大黄、枳实攻泄胃腑之结，半夏、生姜降逆和胃止呕，白芍敛阴和营，缓腹中急痛，故药到病除，表里俱解。

生脉散合六味地黄丸治疗长期低热

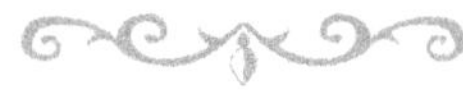

【案例】

城西马某，50 岁。其父为昔时的名医，已经下世，马某也看过医书，颇知医道。家中生活宽裕，膏粱厚味，嗜酒近色，体质素弱。因长期低热不退延余诊治。自诉病已数月，大热小热时常不断，数易医而热不解。前医有以外感而疏表，有以内亏而补虚，皆未中病。唯饮食尚可，否则无望也。观其形色面黄肌瘦，精神尚能支持。脉象虚弦，舌红少津，口干唇燥，此阴虚发热也。阴愈虚而热愈炽。岐伯曰：诸寒之而热者取其阴。遂取六味地黄丸壮水之主合生脉散益气生津，补真阴而益元气。服至 10 剂，热势减轻，脉转缓弱，原方又服 10 剂，热已退净，体觉有力，后服六味地黄丸，体渐复康。

[**方药一**] 六味地黄丸。

生地黄　　　山茱萸　　　牡丹皮　　　山药
茯苓　　　　泽泻

[**方药二**] 生脉散。

人参　　　麦冬　　　五味子

【按】低热一症，临床病因较复杂，治愈亦颇难。患者面黄肌瘦，沉于酒色，肾阴不足、脾气虚弱之象显露。舌红少津，口干唇燥，乃热耗阴津之征。《经》云阴虚生内热，即是指此证候。王氏治病求本，取六味地黄丸壮水之主以制阳光，俾阴气复而虚热自退。

大承气汤证

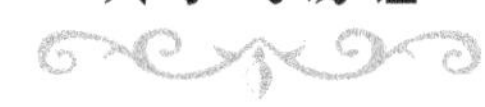

【案例】

胡某，男，40 余岁。初诊病已半月，初起头疼发热恶寒，服药七八剂皆未见轻，日趋加重，渐至神昏，午后大热，谵语烦躁，全家惊恐万分，后事已备，讯其大便七八日未解，饮食不进，诊其脉沉弦有力，手足濈然汗出，腹满拒按，此阳明证已备，于法当下。告之曰，证虽险而脉尚可，得下燥粪可无虑矣。

[方药] 大承气汤。

生大黄(后下)15 克　芒硝(冲服)12 克　厚朴 10 克　枳实 10 克

2 剂，嘱其先服 1 剂，得下后，止后服。

二诊：药后下燥屎数枚，热退神清，仍觉虚烦干呕，改服竹叶石膏汤 2 剂而愈。

【按】《伤寒论》云："伤寒若吐若下后，不解，不大便五六日，上至十余日，日晡所发潮热，不恶寒，独语如见鬼状，若剧者，发则不识人，循衣摸床，惕而不安，微喘直视，脉弦者生，涩者死，微者但发热谵语者，大承气汤主之。若一服利，止后服。"尤在泾释："若脉弦则阴未绝而犹可治。脉涩则阴已绝而不可治。"此症神昏谵语，症情危笃，但脉弦有力，仍属正邪俱盛，胃肠虽燥而阴津未竭，故取大承气汤急下存阴，釜底抽薪法。下后投竹叶石膏汤，使津液得生，余热得熄，病渐向愈。可见仲景之法，用之得当，可取立竿见影之效。

大陷胸汤证

【案例】

殷某，男，52 岁，患外感数日未治。腹部满痛，其妻在街上买一包"一把抓"与他服，服后大便泻了两三次，当时稍觉舒服。半日之后，饱闷发胀逾前，疼痛较剧，请王氏去看。陈述病情经过，言其胸腹胀疼，实在难忍，触之满腹拒按，脉象实大有力，此大结胸证也。此伤寒中风病。伤寒下之太早则痞硬，中风下之太早则成结胸。表邪乘虚入里，结于胸中之象。投大陷胸汤 1 剂而起。可见经方对证确有神效。

［**方药**］大陷胸汤。

甘遂 3 克研末冲服，生大黄 15 克，芒硝冲服。

【按】本方适用于结胸热实之证，由于水饮与邪热互结于胸腹之间。以至心下至腹硬满而痛，甚至剧痛不能触及。并见便秘、口燥而渴、短气烦躁、心中懊恼、日晡潮热等症。方中以芒硝、大黄配甘遂，其泻水泄热作用很强，非热邪内聚，胸腹有积水者不可轻试。

备急丸治疗寒闭腹胀疼

【案例】

徐某,男,17岁,喜食生冷,好下水摸鱼,时常肚腹痛。刻下腹痛剧烈,大便不通。脉沉迟,舌淡白,苔厚腻。沉主里,迟主寒,舌淡苔白,此里虚寒证明也。用理中汤加香附、高良姜,痛胀稍减,原方又服2剂,仍无大效。再诊其脉,沉迟而紧,苔仍白腻,确系寒症,但非虚寒乃实寒也。思虑再三,寒积便秘必须温下通便方有转机。备急丸驱寒通便很为合拍。又思巴豆是猛烈非常之药,但患者年轻素壮,堪当此重剂。俗云"大药治大病",勿庸再虑。初予3丸,痛胀略减,大便未通,第2次服5丸,大便3次,痛胀顿消。以后又遇数例寒闭腹胀痛者与备急丸捷效非常。

[**方药**] 备急丸。

大黄 60 克　　干姜 60 克　　巴豆(去皮研如脂)30 克

先捣大黄、干姜为末,内巴豆合捣千杵,和蜜丸如豆大,藏入瓶中,勿使泄气,备用。

服法:每服三四丸,温开水或酒下,以大便畅行为度,小儿酌减,孕妇忌服。

〖按〗柯韵伯曰:"大便不通当分阳结、阴结,阳结有承气、更衣之剂,阴结又制备急、白散之方。《金匮》用此治中恶,当知寒邪卒中者宜之;若用于温暑热邪,速其死矣。是方原为阴结者立:干姜散中焦寒邪,巴豆逐肠胃冷积,大黄通地道，又能解巴豆毒，是有制之师也。然白散治寒结在胸，故用桔梗佐巴豆，用吐、下两解法。此即治寒结肠胃，故用大黄佐姜、巴，以直攻其寒。世徒知有温补之法，而不知有温下之法，所以但讲寒虚，不议及寒实也。"

误服大青龙汤致变

【案例】

陈某，男，初病大热恶寒，头痛身楚，药后大汗出，四肢厥冷，心跳头晕，热不退，仍恶寒全身颤抖，卧床不起。诊之尺脉微弱，索前医之方视之，乃大青龙也。此病脾肾阳虚，汗出太过，损及心阳，水邪内蓄，故头眩心悸，振振欲辟地者也。当用真武汤温阳利水，以退虚浮之热。

［**方药**］真武汤。

生姜 12 克　　白术 10 克　　茯苓 10 克　　白芍 12 克
制附片 15 克

水煎服。

此患者仅服 2 剂，热退症消而愈。

〖按〗《伤寒论》谓："太阳病发汗，汗出不解，其人仍发热，心下悸，头眩身瞤动，振振欲辟地者，真武汤主之。"夫大青龙汤本为外感表不得泄，闭热于中，症见恶寒发热，无汗烦躁而设。尚或病家脉微体弱，则难受此表里双解之重剂，故有真阳外越，水气上乘之虞。曹颖甫曰："虚人发汗，是谓重虚，重虚之人必生里寒。"故用真武汤有温阳制水、益阴和阳之妙。

厚朴生姜半夏甘草人参汤治疗汗下后腹胀

【案例】

李某,男性,病外感,初起头痛发热恶寒,医者认为伤寒,发汗未解又下之。腹遂胀满不能食,脹胀难受。诊其脉紧而迟,切其腹喜按不坚硬。此汗下之后脾胃阳虚,不能化气,气滞不行,虚气留滞中焦,发为胀满,非实也。当寓消于补,调和脾胃。宜用厚朴生姜半夏甘草人参汤。服药 3 剂,胀满消失,饮食欲动,原方又服 2 剂而愈。

[**方药**] 厚朴生姜半夏甘草人参汤。(《伤寒论》)

厚朴 12 克　　生姜 9 克　　炙甘草 6 克　　半夏 9 克
党参 15 克

【按】腹胀有虚实之分,实者疼痛拒按,虚者喜按腹软。临床当参以脉舌,详细审辨,方不致有虚虚实实之误。该证腹虽胀而不痛,腹满反按之不坚。紧迟之脉属寒属滞,当以苦温之厚朴行气泄满,半夏、生姜之辛温和胃,通行气滞,乃取"胀非苦不泄、满非辛不散"之意;参、草补中焦之虚,此补泻兼行之法也。

干姜黄芩黄连人参汤加味治疗呕吐

【案例】

周某,女性,45 岁,本县双庙人。初病十哕个适,饮食减少，因在本公社治疗无效，特转至县城求治。患者呕吐泄泻，饮食入口即吐，其脉寸浮尺沉。此乃《伤寒论》厥阴篇内所说之"寒格吐利证"。本病多因误用吐下形成，胃阳格于上故食入即吐，脾阴被抑而下注，宜散寒清热，调和阴阳，干姜黄芩黄连人参汤合二陈汤 2 剂而吐泻俱止。又服 3 剂香砂六君子汤善后。

［**方药**］干姜黄芩黄连人参汤。

| 干姜 | 黄芩 | 黄连 | 人参 |
| 半夏 | 陈皮 | 茯苓 | 炙甘草 |

〖按〗干姜黄芩黄连人参汤乃《伤寒论》厥阴篇治疗寒格吐利证方。陆渊雷云："凡朝食暮吐者，责其胃寒。食入即吐者，责其胃热。胃热故用黄连。本方证胃虽热而肠则寒，故黄连与干姜并用。"吐逆则用芩、连泻热于上，下利则用干姜温中助阳，用人参以补胃气，则阴阳升降复常，而寒热格拒自愈。王氏合二陈汤者，因患者素有痰湿，半夏、陈皮亦长和胃止呕之用。

生姜泻心汤治疗虚热水气痞

【案例】

李某，男，51 岁。初起发热恶寒，身痛无汗，服发汗药寒热已退，复转为心下痞硬，噫气食臭熏人。腹鸣泄泻，病逾旬日不解。脉沉弦，苔黄腻。此证经汗解之后，胃失和降，虚热水气互结成痞。当以生姜泻心汤辛开苦降以调理脾胃，宣散水气，以复其升降之职。原方 3 剂诸症尽瘳。

[**方药**] 生姜泻心汤。

| 生姜 | 黄芩 | 黄连 | 干姜 |
| 半夏 | 党参 | 炙甘草 | 大枣 |

〖按〗本方是半夏泻心汤减干姜之量，加生姜而成。本病病机乃寒热错杂于中，气机痞塞失常，胃气虚弱，水气不化。故取仲景原方以干姜、芩、连辛苦并用，和胃消痞，生姜、半夏宣散水气，降逆止呕。以参、草、大枣补中益气，故能散水气而消痞满，胃气和而升降复矣。

吴茱萸汤治疗头痛厥逆吐涎沫

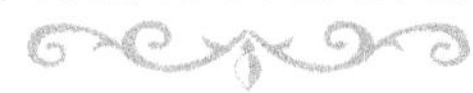

【案例】

50 年前三嫂王某，患头痛吐涎沫，四肢厥逆，饮食欲呕。当时王氏初行医，家兄对王氏未深信，遍请当时县内名医皆未见效，家兄非常踌躇。王氏告之曰：三嫂的病象为厥阴受寒，乃《伤寒论》中吴茱萸汤证也。家兄言道：你能医治更好，仔细观察，服 2 剂试试无妨。脉之沉弱而弦，痛连巅顶，面色青黄，肝经受寒之证已明。遂投吴茱萸汤原方。1剂知，2 剂轻，服至 4 剂头痛告止。四肢转温，吐涎减少，饮食能进。脉亦和缓。改拟香砂六君子汤加归、芍以善其后。家兄喜出望外，赞不绝口。

〖按〗《伤寒论·辨少阴病脉证并治》云："少阴病，吐利，手足厥冷，烦躁欲死者，吴茱萸汤主之。"厥阴篇又云："干呕吐涎沫，头痛者，吴茱萸汤主之。"据此，临床使用本方应掌握三个证候。其一，胃中虚寒，食谷欲呕；其二，厥阴头痛，干呕，吐涎沫；其三，少阴吐利，手足厥冷，烦躁欲死者。正如《内台方议》指出："干呕，吐涎沫，头痛，厥阴之寒气上冲也；吐利，手足厥冷者，寒气内盛也；烦躁欲死者，阳气内争也；食谷欲呕者，胃寒不受食也。此三者之证，共用此方者，以吴茱萸能下三阴之逆气为君，生姜能散寒为臣，人参、大枣之甘缓，能调和诸气者也，故用之为佐使，以安其中也。"乃宗《内经》"寒淫于内，治以甘热"之意。

胃 脘 痛

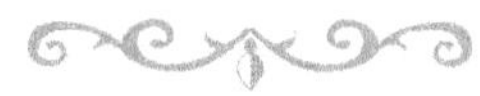

【案例一】 蛔虫上扰

邻家童，殷某，15 岁时患脘腹疼痛。口吐清水，四肢消瘦，腹大，青筋显露。饮食不减，倦怠乏力。脉微弱，唇舌上可见白点，此因虫引起胃脘疼痛无疑。先用乌梅汤安之，痛吐皆止，后用扫虫煎 3 剂，先后下虫 100 余条而愈。

[方药一] 扫虫煎。

青皮 9 克	吴茱萸 3 克	小茴香 9 克	槟榔 30 克
乌药 6 克	榧子 15 克	乌梅 6 克	甘草 6 克
朱砂(研末冲服)12 克		雄黄(研末冲服)1.2 克	

水煎服。先啖肉，少顷服药。

[方药二] 乌梅丸。

乌梅	细辛	花椒	干姜
附子	肉桂	黄连	黄柏
当归	党参		

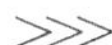

【按】胃脘痛，古人谓之心痛，俗称心口痛。其痛多在胃脘至歧骨陷处，历来有九种心痛之分。"一虫痛，二注痛，三气痛，四血痛，五悸痛，六食痛，七饮痛，八冷痛，九热痛"。《千金方》也把虫痛列为首位，可见因虫引起胃脘痛的在临床上占一定的比例。中医对寄生虫，《内经》也早有记载，如《素问·咳论》曰："胃咳之状，咳而呕，呕则长虫出。"这是说明内有蛔虫寄生。《诸病源候论》说："蛔虫者，是九虫内之一虫也。长一尺，也有长五、六寸，或因脏腑虚弱而动，或因食甘肥而动。其发动，则腹中痛，发作肿聚，来去上下，痛有休息，亦攻心痛。口喜吐涎及吐清水，贯伤心则死。"虫类寄生在人体多在肠道，如上扰于胃，亦常令人心胃作痛。原则上治疗应以驱虫为主，张景岳谓："虫积之症，速易逐之。"治疗多以乌梅丸、化虫丸、使君子散、下虫丸等，为常用方剂，多配伍泻下药，以驱虫外出。

【案例二】肝气犯胃

李某，男，36岁，小李庄人。1974年2月因患胃脘胁痛就诊。患者每遇受凉着气即引起胃脘疼痛。恶心、干呕、吐酸水、纳差、腹胀。脉沉弦，苔薄白。按其胸腹胀满，嗳气，此肝木乘土之象。治以疏肝理气。柴胡疏肝散合左金丸加味，5剂以后病愈八九，原方又服5剂而安。

[**方药**] 柴胡疏肝散合左金丸。

柴胡	白芍	甘草	香附
枳壳	陈皮	砂仁	川芎
黄连	吴茱萸	延胡索	

【按】胃脘痛有因肝气失调，横逆犯胃引起者。肝为风木之脏，又为将军之官，性急多怒，每遇情志不舒，肝气郁

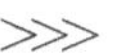

结,不得疏泄,就横逆犯胃,引起胃脘胁肋胀痛,恶心、呕逆、吐酸。肝气乘脾则腹胀泄泻,便溏不运。治疗需调达肝气,理脾和胃。

【案例三】 **中焦虚寒**

张某,男,45 岁,素有胃痛病根,时好时犯。前天又因受凉引起,胃脘疼痛难忍,按之稍舒,呕吐清水,食后腹胀,四肢欠温,脉象微弱而迟,舌淡苔白水滑,面色萎黄,神疲乏力,此脾胃虚寒之象。宜温中散寒,理气止痛,予理中汤合良附丸加味。

[**方药**] 理中汤合良附丸加味。

党参	干姜	白术	炙甘草
高良姜	香附	清半夏	砂仁
草豆蔻			

二诊:上方服 5 剂痛与呕吐俱止,饮食有增,仍服原方 3 剂。

三诊:饮食增加,脉象和缓,仍觉虚弱乏力,改拟黄芪建中汤善后。

[**方药**] 黄芪建中汤加减。

| 炙黄芪 | 桂枝 | 白芍 | 炙甘草 |
| 党参 | 当归 | 山药 | 饴糖 |

【按】患者中焦阳虚,健运失职,升降无权,脾的清阳不升,气滞不行,故见食后腹胀,四肢欠温,胃的浊阴不降,水湿不化,故见呕吐清水。参以脉舌,取理中汤合良附丸,温运行中焦之气,俾中焦得温,则寒邪去而腹痛除,脾胃健则升降复矣。黄芪建中汤,《金匮要略》谓治虚劳诸不足。乃温补第一方也。

噎膈

噎膈之病，王氏临证数十年所历多人，但治愈者极少，《素问·阴阳别论》云："三阳结谓之膈。"三阳者，大肠、小肠、胃腑也。结，谓结热也。气血耗损，津液干枯，瘀血留滞，痰气交阻，是其发病机制。多发于忧愁郁怒，酒色过度，饮食失调，治则不外养阴润燥、解郁化痰、利膈化瘀诸法，但求效颇难。

【案例一】

王氏 20 年前治芦张氏，46 岁，诉因咽喉之间有物阻塞，饮尚可咽，食则难下，至此已 3 月矣。望其形体消瘦，诊其脉象涩滞无力。口干便结，时吐痰涎。此操劳过度，气血渐耗，胃津枯槁，痰气交结。处拟启膈饮合五汁饮加减，养阴生津、解郁开结之品，令服 10 剂。药尽症状好转，固体食物细嚼可咽。唯气仍上逆，大便干结，改服代赭石汤合大半夏汤，白蜜加量又进 10 剂。三诊，自云病好八九，饮食下咽顺利，体力渐增，脉亦缓和，后又服养阴滋液、活血顺气之药收功。

【案例二】

刘某，42 岁，1978 年 6 月 20 日来门诊求治，诊间眼泪汪汪，语不成声，其夫代述，病已 3 月饮食难下。某医院检查认为食管癌，建议外地查治，自觉生命绝望，转求中医诊治。视其形体虚损太甚，脉沉数无力，大便干燥。沉主中气陷，数主阴血虚，逆气乃胃气不降，冲气上干。拟方参赭培气汤加减 5 剂。二诊病情略轻，原方又进 5 剂加倍白蜜。三诊固体食物亦能下咽，正气渐复，上方加桃仁、红花各 9 克。四诊患者每次能食 2 碗饭，夫妻欣喜异常，遂以原方倍量收膏，常服以资巩固。

［**方药一**］参赭培气汤（《医学衷中参西录》）。

党参 18 克　清半夏 9 克　当归身 9 克　天门冬 12 克

知母 15 克　肉苁蓉 12 克　生代赭石 24 克（扎细）

柿霜 15 克（服药后含化，徐徐咽之）

［**方药二**］五汁饮（《温病条辨》）。

梨汁　　　荸荠汁　　　鲜芦根汁　　麦冬汁

藕汁或蔗浆

［**方药三**］启膈散（《医学心悟》）。

沙参　　　丹参　　　茯苓　　　川贝母

郁金　　　砂仁壳　　荷蒂　　　米糠

【按】参赭培气汤系近人张锡纯自创，方中以人参培补元气；以代赭石、半夏、柿霜降逆平冲，清痰理气；以知母、天冬、当归生津生血，清凉滋润；用肉苁蓉补肾敛冲，润便通结。药中病机，见效尤捷。但此证恐系贲门痉挛之类疾患，若是食管癌，恐非寻常之药能建此功。

吐　血

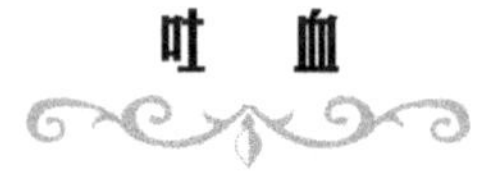

【案例一】 热伤胃络

李某，男，40 余岁，经营商业，有酒癖，常暴饮暴食。3 天前饮酒过量，头疼呕哕，吐出之物带血量多，前医投药未效，遂到王氏家就诊。患者面红气粗，脉象洪数，询其病因乃酒毒过量，平日嗜酒无度。此为纵饮不节而动火于胃，热伤胃络，盖阳络溢而血妄行，徒止无益矣。此与《临证指南医案》"酒热戕胃之类，皆能助火动血"合拍，方遵《金匮》泻心汤加代赭石、牡丹皮、蒲黄、生甘草，3剂热清血止，火降逆平。二诊改拟四物汤合二陈汤加葛花、麦冬、沙参之类，又服3剂胃气渐顺而愈。

[**方药**] 泻心汤。

生大黄　　　黄连　　　黄芩

〖按〗本病病机主要责之胃，胃为水谷之海，多气多血，为冲任血海之源。阳明胃气以下行为顺，人之阴血宜静而不宜动。若胃气上逆，阴血妄动则为病，本例胃热太盛，阳络受伤，故用仲景泻心汤亟夺，其实釜底抽薪，使其气火得平，吐血自止。

【案例二】肝木乘胃

张某，以前与王氏为邻，此人心胸狭窄，时常与人争吵，一言不合就要动武，后因与别人打架跌倒，吐血盈盏，抬至王氏家就诊。视其怒气未消，烦躁不安，胸闷气粗，两胁支撑疼痛，头晕脑涨，脉数而弦，良由暴怒伤肝，气郁化火，肝火升腾，扰动阳络，其血上溢，乃肝木乘土之象。拟丹栀逍遥散加香附、青皮、怀牛膝、茜草根，清泻肝火，畅达气机。服3剂吐血尽止，但仍觉两胁气胀，纳少不运，投以丹栀逍遥散原方加砂仁钱半，使其肝木条达，脾土健运而愈。

〖按〗唐容川《血证论》谓："肝属木，木气冲和调达，不致遏郁，则血脉得畅。设木郁为火，则血不和，火发为怒，则血横决，吐血、错经、血痛诸证作焉。"由此可见，吐血虽出于

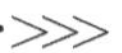

胃，但并非仅系胃家之病，医者临床当详辨吐血之源而治之。

大便下血

【案例一】

武某，男，56 岁。大便下血数月，初起时有时无，不觉痛苦，因之未在意，现血量逐渐增多，形体渐消，精神疲乏，前医治之未效，特来邀王氏诊治。患者憔悴体弱，脉沉迟无力，血在便后，其色暗红。《金匮要略》云："下血，先便后血，此远血也，黄土汤主之。"

[**方药**] 黄土汤加减。

炙甘草 6 克　　黄芩 12 克　　生黄芪 24 克　　生地黄 12 克
阿胶 12 克　　山药 24 克　　白术 12 克　　　附片 6 克
灶心土 120 克

5 剂。

二诊：温补脾气，便血递减，药既应手，原方继服 5 剂。

三诊：血止 3 日，食欲渐复，嘱其饮食调养。

【案例二】

李某，40 余岁，好竹战，喜喝酒，时常白昼作夜，醉生梦死，有便血史，时轻时重。此次犯病先血后便，小腹胀满，肛门灼疼，下血色鲜量多。脉洪数异常，口干渴。此湿热积滞下注大肠，湿热化火伤及阴络，迫血下行。《金匮》谓："先血后便，此近血也，赤小豆当归汤主之。"嫌其清热止血之力稍逊，与地榆丸加减成方（赤小豆、当归、地榆、阿胶、黄连、木香）。3 剂病去八九，原方又服 5 剂而安。嘱其戒酒，方绝后患。

【按】大便下血，《内经》有结阴及阴络受伤之旨，《金匮》有远血近血之分。近血者责之腑，远血者病在脏，血生于心而藏统于肝脾，藏统失司，血不归经，下渗大肠，故先便后血，诚由脾虚气寒所致。以温燥之黄土合术附甘草，甘温补脾，脾旺则能援血；以阿胶地黄甘寒滋润，补血止血；黄芩苦寒清血虚之热，亦防术附之辛温太过。一方擅刚柔温清之长，温阳而不伤阴，滋阴而不损阳。不惟治远血，凡由脾气虚寒，不能统血引起的吐血、衄血、妇人崩漏等出血疾患，均可师其方法图治。

例一武姓，年过半百，其阴必虚，又见诸般脾气虚寒之象，遂予温补固摄、坚阴止血之剂应手取效。例二李姓，乃酗酒积毒，湿热郁滞大肠，故以赤小豆、地榆、黄连清其下焦之热；当归活血清瘀；阿胶益阴止血；木香行气破滞。共奏清热利湿、止血活血行滞之功，湿热既清，便血遂止，取效甚捷。

小便失禁

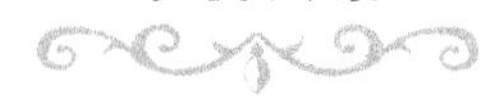

【案例】

侯某，男，76 岁，1978 年 6 月下旬末，来门诊治病。自述 1 年多来小便失禁，淋漓不断，衣裤常湿，多次医治未曾见效。视其面色憔悴，精神萎靡，其脉虚弱异常，关尺尤甚。兼见头晕腰酸、肢冷畏寒之象。此为脾肾元阳衰惫，三焦气

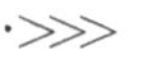

化无权，肺虚治节失调所致。遂拟《济生方》菟丝子丸加减服 6 剂，病有好转，又连服 20 余剂至病痊愈。深恐复发又以益智仁、乌药煎汤送服六味地黄丸善后。

[**方药**] 菟丝子丸加减。

菟丝子	肉苁蓉	牡蛎	附子
五味子	鹿茸	鸡内金	桑螵蛸
益智仁	乌药	山药	

【按】是症多见于老年人。尤在泾云："脾肺气虚，不能约束水道而病为不禁者。《金匮》所谓上虚不能制下者也。"《诸病源候论》谓："小便不禁者，肾气虚，下焦受冷也。肾主水，其气通于阴。肾虚下焦冷，不能温制其水液，故小便不禁也。"王氏用温补肾阳、固摄下元之菟丝子丸加人参、黄芪补脾肺之气，使元阳渐复，脾肾复其制节之权而愈。

遗　尿

【案例】

杨某，十六七岁，自幼尿床，始终未愈。脉沉细而尺弱，面㿠肌瘦，体非坚实。此先天不足，肾阳虚弱，膀胱约束无权。其父曰：既是膀胱约束无权，何白日小便如常，夜间不知自出？王氏说：人是一小天地，白天属阳，阳气盛能助人身之阳气。夜晚阴气盛，人身之阳弱，所以为病。《诸病源候论》指出："凡人之阴阳，日入而阳气尽则阴受气，至夜半阴阳大会，气交则卧睡。小便者水液之余也，从膀胱入于胞为小便。夜卧则阳气衰伏，不能制于阴，所以阴气独发，水下不禁,故于眠睡而不觉尿出也。"与桂附八味丸去茯苓、泽泻,加益智仁、桑螵蛸、台乌药壮阳益肾,令服 10 剂。

二诊:服药无不适,遗尿较前略轻,原方继服 10 剂。

三诊:尿床偶见,体力渐增,遂以前方改汤为丸以冀缓图。服至年余,体健气壮,尿床亦愈。

癃 闭

【案例】

吴某,男,42 岁,1978 年 7 月 16 日初诊,主诉半月前身热颧红,干咳痰少,继则小腹胀痛,小便困难,有时点滴不下,口干作渴,心烦气喘,痛苦难忍,针药并用数日未效,特来请王氏诊治。脉数而有力,舌燥苔黄。此上焦肺热壅塞,肺为水之上源,非单纯疏利州都所能奏效。拟方清肺饮加味,3 剂小水量多而畅,心安气平,原方又服 3 剂而愈。

[方药] 清肺饮加味。

车前子	麦冬	桑白皮	黄芩
栀子	木通	茯苓	生地黄
沙参	泽泻		

【按】癃闭即排尿困难,甚则点滴不通,本病多由膀胱气化不利,三焦决渎失职所致。《内经》云:"膀胱者,州都之官,津液藏焉,气化则能出矣。"肺居上焦,为水之上源,如肺热气闭,肺气不降,水不下行;中焦脾虚,湿热下注或中气不足,运化无力,津液不得上呈,影响膀胱气化功能;下焦命门无火,膀胱气化无权即所谓无阳则阴无以化者也;或肾阴不

足，膀胱积热均可导致小便排出困难。

本症由肺热郁闭，气化无权，津液为燥热所伤，不得四布，故不能通调水道，下疏膀胱。王氏取清肺饮之意投黄芩、栀子、桑白皮、麦冬清金润燥，车前子、木通、茯苓、泽泻导热下行，通利膀胱，沙参、生地黄滋养肺肾之阴，使肺金得清，津液得复，水津四布则小便自利矣。

乳 糜 尿

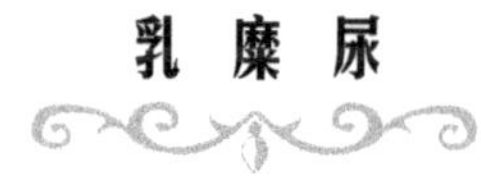

乳糜尿属中医学"赤白浊""膏淋"范畴。古人认为本病是由思虑伤脾、酒色无度、脾虚肾弱所致。脾虚不运，使水谷之精微化为湿浊，湿郁化热，下注膀胱为之白浊。如热伤阴络则小便混浊夹血成为赤浊。肾虚则清浊不分，固摄无权。《杂病广要》记载："《素问》云：'夫精者，身之本也。'盖五脏六腑皆有精，肾为都会关司之所，听命于心。人能法道清静，精气内持，火来坎户，水到离扃，阴平阳秘，精元密固矣。若夫思虑不节，嗜欲过度，遂使水火不交，精元失守，由是为赤浊、白浊之患焉。"

治此当分有血无血，初患久患。无血初患者，萆薢分清饮加味，清热利湿。夹血而下者，小蓟饮子合萆薢分清饮，清热利湿，益阴止血。久治而不愈者，视其阴虚阳虚，肾阴不足者六味丸、左归丸之类；酌加固摄之剂如五子衍宗丸、水陆二仙丹之属。此病止血当从养阴入手，益肾当取固摄之法，调理当重视脾肾。《灵枢·口问》云："中气不足，溲便为之变。"中气乃脾胃之气，脾气健则水精四布，五津并行。

水湿无处行聚也。中气足则肾气旺，肾气旺则精自固而无尿浊之患，此肾得水谷之精微充养故也。

【案例一】

丁某，50 余岁，患乳糜尿半年不愈，小便乳白时有时无，偶下血块，尿道无痛。唯纳谷欠馨，身体渐瘦，精神不振。经多方医治效果不著。就诊时六脉濡弱，关尺尤甚。知其脾肾双虚，脾虚则运化失健，肾虚则精关不固。浊液时下，气血俱亏，六气耗损。治宜培补真元，固摄精关，俾精气充足，元气方能渐复。

［**方药**］六味地黄丸加味。

熟地黄	山药	山茱萸	牡丹皮
茯苓	泽泻	党参	黄芪
龙骨	牡蛎		

10 剂。

二诊：白浊十去其七，精神渐复，原方去龙骨、牡蛎，加五子衍宗丸，继服 5 剂。

三诊：已基本痊愈，恐其反复，需再服数剂以资巩固，遂用五味异功散合五子衍宗丸 10 剂而安。

【案例二】

曹某，女，32 岁。小便乳白色数月，在本大队卫生所服药未效，特来就诊。患者形体略胖，精神如常，唯小便白浊，淋漓不断。苔薄腻，口干渴，脉沉而缓。沉为在里，缓脉属湿，知其中下焦有湿热。予二陈汤加萆薢、苍术、知母、黄柏，嘱服 3 剂。复诊言此方效果显著，又拟萆薢分清饮合五子衍宗丸数剂而愈。嘱其素食节欲，注意调养。

小便下血

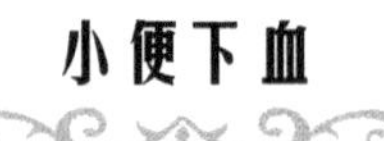

【案例一】血淋

丁某,男,36 岁。半年前曾有小便下血史,初起很轻,时好时多,愈而又发,现愈犯愈重,小便涩痛,血尿混合,脉象寸关正常,两尺洪数,苔薄黄略腻。此湿热蕴结下焦,伤及阴络,引起小便下血,乃为血淋。宜清热凉血,利湿通淋化瘀。

[**方药**] 小蓟饮子加减。

小蓟	生地黄	木通	炒栀子
滑石	生甘草梢	蒲黄	藕节
黄柏	琥珀		

3 剂。

二诊:小便下血稍轻,仍觉小便涩痛,口干渴。脉势略缓,改拟八正散加减。

木通	车前子	瞿麦	萹蓄
生地黄	焦大黄	炒栀子	小蓟
琥珀	竹叶		

5 剂。

三诊:患者喜形于色,言其小便已清,虑其便血日久,肾阴必亏,嘱服六味地黄丸滋补肾阴,以善其后。

【案例二】溺血

邻居李某,小便下血时有时无,有血无尿,有尿无血,不觉痛苦。调治月余未瘥,饮食如常,体渐消瘦,五心烦热,求王氏医治。王氏谓方书名曰溺血，乃血分之热与足少阴虚火迫血出于精窍。遂与地骨皮饮加牛膝服之，3剂血止，又以固肾滋下之品治其本，病告痊愈。

[**方药**]地骨皮饮。

地骨皮　　银柴胡　　知母　　　半夏

人参　　　炙甘草　　赤茯苓

〖按〗以上两案，均系小便下血，但前者涩痛为血淋，属《金匮要略》"热在下焦者则尿血"之实证。所以用清热利湿、凉血散血之品获效；后者无痛，与尿殊途。张景岳谓："精道出血，必自精宫血海而出，多因房劳，以致阴虚火动，营血妄行而然。"遂投地骨皮饮养阴清热，加牛膝补肾填精，活血散血，使血止而不留瘀。又以滋肾固本之法善后，杜其再犯。

此两例均系尿血，但治法不同，可见王氏用药灵活，辨证明晰。

药熨法治疗挟阴伤寒

【案例】

李某，男，28岁，1979年7月7日其家人到门诊邀王氏出诊。患者卧床，恶寒蜷缩，自诉房事后误食生冷，又受寒凉，突然小腹疼痛，阴囊上缩，随即到临近诊所打针吃药皆未见效，渐渐加重，大小便亦感沉闷不通。神情不安，六脉弦紧，两尺尤甚，此挟阴伤寒也。先用生姜500克（打碎）、葱白1000克（切）锅中煮烂，用被单包数层，熨脐卜，发汗为度。又投桂附八味丸加活血止痛药 2 剂。熨约 2 个小时，腹痛大减，脐下汗出，服药调养，次日痊愈。

忆及 40 年前近邻徐某，亦患挟阴伤寒，较此例严重，小腹疼痛板硬，肢冷囊缩，气上冲胸，亦是用此法治愈，此病自揣可能因采战过度，肾衰精亏，寒邪乘虚而入。《素问·至真要大论》云："诸寒收引，皆属于肾。"又云："肾开窍于二阴。""精伤而脑髓空，头晕眩。"况舌本、阴器、小腹皆肾经循行部位，故见舌卷囊缩、小腹板痛、二便不通之象。故外用葱、姜皆辛温散寒之品熨脐，通达上下内外之阳气，使寒邪随汗而解。内服桂附八味丸补肾回阳，以建其功。

黄　疸

黄疸之名，早见于《内经》，《素问·平人气象论》云："溺黄赤，安卧者，黄疸。目黄者曰黄疸。"足见两千多年前中医学对本病早有认识。延至张仲景又把黄疸分为 5 种类型，并创立泻下、解表、清化逐瘀等退黄法。《诸病源候论》根据发病的情况及出现的症状不同将黄疸分为二十八候，《圣济总录》分为九疸三十六黄，未免分之过繁，给临床辨证增加了困难。元代罗天益从黄疸性质分为阴黄、阳黄两大类型，未免又分之过简。从临床观察一般可分为阳黄（其中分湿偏重、热偏重两类）、阴黄、急黄、瘀黄、虚黄五种类型。

阳黄（热偏盛者）：身黄，目黄，色鲜明，如橘子色，发热口渴，小便黄赤短少，大便干结，苔黄脉数，此湿热交蒸迫使胆汁外溢，肝胆脾胃郁热不解，灼伤津液，阳明热盛，腑气不

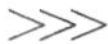

通所致。宜清下法治之，茵陈蒿汤主之。

阳黄（湿偏盛者）：黄疸如前，惟苔黄腻，头重身困，胸闷脘痞，大便黏滞，或腹胀溏泄，此湿郁中焦，湿遏热伏之象，宜利湿化浊之剂。宜茵陈五苓散、藿香、佩兰、厚朴、草豆蔻之剂。又有湿邪在表，郁热在里，出现恶寒发热、无汗、身目俱黄、小便黄赤，可用麻黄连翘赤小豆汤解表散湿，清热利湿之表里宣通剂治之。

急黄：乃黄疸病之最重者，来势凶猛，发病急骤，迅速入营入血，发斑、发狂、邪窜心包、高热神昏等危症立见，应中西医结合，积极救治。中医应按卫气营血辨证施治，急用大剂泻热解毒、清营凉血之剂，可酌情选清瘟败毒饮、犀角地黄汤之类。高热昏迷者用安宫牛黄丸、至宝丹之类，也是临床斩关夺将之剂。

阴黄：阴黄症见身目黄色晦暗、畏寒肢倦、纳差、脘胀、腹泻、便溏、舌淡苔白，脉象沉迟等一派太阴寒湿之象，多因脾阳不运，寒湿内郁而发黄。一般多由阳黄失治，迁延日久，或素体阳虚，病从寒化，治疗之法应遵《医学心悟》茵陈术附汤，温化寒湿，健脾退黄法。

瘀黄：瘀黄之症，黄色黯滞，面容晦黑，形消体瘦，食少腹胀，腹大青筋显露，常两胁结块，鼻衄齿衄，脉象细涩，舌见瘀斑，此气滞血瘀，郁久发黄，多见于肝炎迁延不愈或肝硬化患者，乃病久入络之象。此时正虚邪实，既要滋养肝肾之阴，又要健脾助运，以生化气血，兼以逐瘀行滞之品攻其瘀滞，王氏常以一贯煎合下瘀血汤加减，临床每多获效。

虚黄：虚黄又名萎黄，与湿热黄疸不同，乃久病气血衰微，脾胃虚弱，脾色外现之症。此黄色浅淡，长久不退，常伴有肝肾不足，神疲肢倦，头晕耳鸣，脾胃虚弱之纳差、便溏等虚象，其辨证要点是小便利与不利，《金匮要略》云："男子黄，小便利，当与虚劳小建中汤。"足见虚黄乃系萎黄范畴，与湿热发黄迥然有别。此症宜滋养阴血培补元气，宜人参养荣丸、归脾汤之类。

【案例一】

张某，男，45 岁，1963 年春到门诊求治。主诉心跳气喘、四肢无力、近两月食欲不振、皮肤黄燥、大便溏泄等，视其面色萎黄，目浅黄，形体消瘦，诊其脉弱无力，此虚黄病，宜健脾胃补气血，用归脾汤 5 剂，另服皂枣丸早晚各 1 次，每次 10 丸。

二诊：自诉已轻，原方又投 5 剂。

三诊：脉象和缓，身黄渐退，饮食有增，心悸气短亦有好转，仍取原方又服 10 剂。

四诊：病愈八九，述其丸药再服 1 个月，汤剂勿需进矣，后未复发，现仍健在。

［**方药**］皂枣丸。

皂矾 60 克　　　大枣 30 个（去核）

将两药研砸如泥，用面包裹，细火煨至焦黄，共研细末，丸如黄豆大，每服 10 丸，早晚各 1 次。

【案例二】

高某，急黄，召王氏诊治，其妇代诉，说病来急骤，2 日前发热头痛，面目红黄，小便短赤如槐豆水，2 日后神识不清，中西药无效。观其面目深度黄染，胸满腹胀，神昏谵语，衄血，发斑，舌质红绛，苔黄燥，脉弦硬洪数，此天行疫黄，凶险证也。宜大剂清热解毒、凉血清心之剂，用犀角地黄汤加味,另服至宝丹早晚各服 1 丸,连进 3 剂,至宝丹服至 6 丸,神识稍清,热亦减轻,斑疹未见新出,药既对症,仍用前方,汤丸并进。又服 3 剂,神识清晰,诸证渐消,渐思饮食,述其丸药停服,改以竹叶石膏汤善后。

[方药]

犀角	生地黄	牡丹皮	白芍
大青叶	板蓝根	金银花	连翘
茵陈	栀子	甘草	

【案例三】

李某,男,58 岁,身目皆黄 2 月余,小便深黄,胸腹饱闷,纳少,大便稀,常畏冷肢倦,望其面色晦暗如烟熏,脉象沉迟无力,舌淡苔白腻,此阴黄无疑,乃脾阳不振,寒湿浸渍中宫,湿郁发黄,用茵陈理中汤加味。

[方药] 茵陈理中汤加味。

| 茵陈 | 白术 | 党参 | 干姜 |
| 炙甘草 | 茯苓 | 泽泻 | 薏苡仁 |

3 剂。

二诊:饮食有增,胸腹胀闷如前,小便黄,大便稀薄,脉舌如故,原方加附子 6 克,3 剂。

三诊:黄疸渐退,面色转明,腹胀好转,大便溏薄如前,四肢仍觉微凉,又服前方 10 剂,诸恙悉除。

【案例四】

孙某,男,40 岁,身目发黄 20 余日,初病发热口渴,小水黄赤,继则身目黄染,颜色鲜明,前医治之未效,特来门诊求治。观其面目肌肤尽黄,体质尚可,舌苔黄腻,脉象弦数有力,口渴引饮,小便短赤,此湿郁化热,阳明热盛,迫使胆汁外溢。病逾两旬,热势方炽,《金匮要略》云:"黄疸之病,当以十八为期,治之十日以上瘥,反剧为难治。"又云:"疸而渴者,其疸难治,疸而不渴者,其疸可治。"言得本病应早期治疗,争取正气方盛之时驱邪外出。黄疸口渴,是湿热相恃的现象,也意味着邪重热盛,病势方张,故较难治,宜取《金匮》法,茵陈蒿汤清而下之。

［**方药**］茵陈蒿汤。

茵陈 30 克　炒栀子 9 克　蒲公英 15 克　　黄柏 6 克
板蓝根 15 克　焦大黄 4.5 克　生甘草 6 克

二诊:上方 3 剂,热退小便利,色如皂角汁,脘腹痞满饱胀,大便未解,脉仍弦数。予前方加厚朴、枳实、焦大黄易生大黄后下,以通阳明腑实。

［**方药**］

蒲公英 15 克　栀子 10 克　枳实 9 克　板蓝根 15 克
生甘草 6 克　　茵陈 30 克　厚朴 9 克　黄柏 10 克
生大黄(后下)12 克

三诊:用药 2 剂,大便畅行 3 次,热退胀消,身黄亦减,食欲增加,改服栀子柏皮汤 5 剂,黄疸渐退而愈。

【案例五】

殷某,男,45 岁,1972 年 7 月,病已月余,初得目黄小便黄,发热不扬,时恶心吐浊水,胸脘痞闷,纳少,大便时溏,曾服中西药效果不显,特来门诊求治。诊视面色黄垢,脉象濡缓,苔腻微黄,此中焦湿郁,宜芳香化湿,健脾利湿,用胃苓散加茵陈、栀子、藿香、佩兰。5 剂目黄渐退,胸腹稍宽,舌苔见薄,惟食不知味,原方加砂仁、白豆蔻各 4.5 克,又服 5 剂黄疸渐退而愈。

凉膈散合养阴清肺汤治疗喉痹

【案例】

船民张某，35 岁，患喉痹，其妻前往邀王氏，诉其咽喉肿痛发热六七日，请喉科治疗汤剂吹药皆未见效，病势与日俱增，至舟中观其脖项粗肿，咽喉红肿，肌肤壮热，面红气粗，脉寸关洪数。此《素问·阴阳别论》所谓"一阴一阳结谓之喉痹"之症也。遂刺少商出血，急拟凉膈散合养阴清肺汤 3 剂，清其胸膈之热，外用七宝散吹敷。

[**方药**] 凉膈散合养阴清肺汤。

麦冬 12 克	黄芩 12 克	连翘 12 克	玄参 12 克
牡皮 9 克	薄荷 6 克	赤芍 9 克	炒栀子 9 克
生甘草 6 克	浙贝母 12 克	生地黄 12 克	
玄明粉(冲服)12 克		生大黄(后下)10 克	

二诊：连进 3 剂，大便畅行数次，疼热随之递减，郁热之邪已有消散下行之势，项肿亦消强半，前方去玄明粉、大黄，继服 2 剂。

三诊：患者扶杖到王氏家谓咽喉肿痛已消，唯饮食不馨，四肢无力，诊其脉象和缓，神气清爽，述其饮食疗养，勿药可矣。

[按]《临证指南医案》曰："《内经》云，一阴一阳结谓之喉痹。一阴者，手少阴君火，心之脉气也；一阳者，手少阳相火，三焦之脉气也。夫二经之脉，并络于喉，故气热则内结，结甚则肿胀，胀甚则痹。"

　　此患者乃中上二焦热邪炽盛，热极化火，火性炎上，冲于咽喉发为喉痹。王氏拟凉膈散合养阴清肺汤合用，取咸寒泻火、苦寒清热、甘寒养阴于一方之中，乃《内经》"热淫于内，治以咸寒，佐以苦甘"之意。方内玄明粉、大黄泻火通便，取釜底抽薪法降其蒸腾之郁火；栀子、黄芩、连翘、生甘草清热解毒；薄荷、浙贝母、牡丹皮、赤芍凉血散结；生地黄、玄参、麦冬甘寒养阴，全方共奏通便泻火、清热解毒、消肿散结之功。用意较深，取药精当，实堪效法。2剂之后去玄明粉、大黄，防其伤正，三诊令饮食调养亦是中病即止之意。《素问·五常政大论》云："病有新久，方有大小，有毒无毒，固宜常制矣。大毒治病，十去其六；常毒治病，十去其七；小毒治病，十去其八；无毒治病，十去其九；谷肉果菜，食养尽之，无使过之，伤其正也。"李念莪注曰："病久者用大剂，病新者用小剂，无毒者应多用，有毒者宜少用……病虽去，而未尽者，当以饮食养正，其邪自尽。若药饵太过，便伤正气。"

黄芪桂枝五物汤治疗血痹

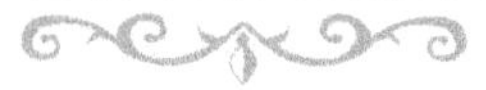

【案例一】

　　李某，男，40余岁，左侧偏枯，拘急麻木，转侧为难。邀王氏诊时，病已逾月，面黄肌瘦，但神识清楚，诊其脉三部均见细微，此阴阳俱虚，风邪乘虚入络，乃《金匮要略》血痹证，非中风也，遂投黄芪桂枝五物汤原方5剂，药后拘急麻木好转。药既应手，前方又服5剂。转则较前灵活，麻木基本消失，气色渐活。10剂以后因纳谷较馨，予前方加五味异功

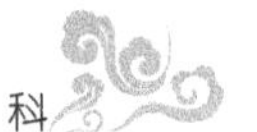

散。服至 30 余剂患者已能登门就医，又服数剂而健步如初矣。

【案例二】

刘某，男，43 岁，自述其病得之 2 个月以前，起初右上肢麻木，渐及脊背腰髋酸痛难忍，继之右半身皆不灵活，转侧艰难，自恐偏瘫不起，深为忧虑。诊其脉沉细而弱，但肌肤未消，语言清晰，智力不减。舌胖少苔，此卫虚血弱，复受微风，经脉阻滞营血失和之血痹也。遂予黄芪桂枝五物汤 10 剂。旬日后，患者持杖步行前来，脉症均有转机，原方又服 10 剂而愈。

〔按〕《金匮要略》云："夫血痹病从何得之？师曰：夫尊荣人，骨弱，肌肤盛，重因疲劳汗出，卧不时动摇，加被微风，遂得之。"又云："血痹，阴阳俱微，寸口关上微，尺中小紧，外症身体不仁，如风痹状，黄芪桂枝五物汤主之。"痹者闭也，闭塞不通之意，气为血帅，气虚则血滞，卫气不固，风邪外袭，风与血搏，气血凝涩不通，故四肢不用，拘急麻木，实为气血虚弱所为。本方乃桂枝汤去甘草加黄芪。以黄芪固表实卫补气行痹为君；合桂、芍、姜、枣调和营卫，温行气血。俾气血充足，营卫和畅，经脉疏利，则风邪自去，痹病自除矣。

肩　背　痛

【案例】

马某，60 余岁，常暴饮暴食，喜竹战，常夜以继日，身体虽不消瘦，而气血暗耗。一日到王氏家来说，肩背痛 1 月有余，时轻时重，有时夜不能眠，针灸汤药用过 10 余次皆未见效，特来就诊。王氏按其肩背，不红不肿，不是疮疡，诊其脉微弱无力，此经络空虚，风邪乘之，营卫阻滞，故而发痛。背为手足三阳交会之处，乃太阳、阳明之路，督脉行其中间，内伤外感皆能为患。况患者年高之体气虚血弱，又感风邪稽留经络，难求速效，宜扶正祛邪，缓缓图之。用当归补血汤合四君子汤加入祛风除湿之太阳、阳明经药。令服 10 剂。二诊疼痛减轻，一日之中仅两三次，夜间也能安眠。原方又进 10 剂，药尽肩背疼痛若失，脉象和缓，诸恙尽除。

［**方药**］当归补血汤合四君子汤加减。

党参	茯苓	白术	甘草
炙黄芪	当归	羌活	独活
葛根	白芷	防风	蔓荆子

防风汤加减治疗行痹

【案例】

患者陈某，男，39 岁，肢体关节游走性疼痛已三四个月，屈伸不利，时轻时重，痛苦难支，针灸、膏药、药酒皆无效，特邀王氏诊治。其脉浮紧而数，苔白微腻，此风寒湿三邪留滞经络，气血运行不畅。然风性善动，则痛无定处。治宜祛风利湿为主，散寒为次，兼以活血法，取"祛风先行血，血行风自灭"之意。用防风汤加减。

［**方药**］防风汤加减。

防风　　　　羌活　　　　桂枝　　　　当归

川芎　　　　赤芍　　　　甘草　　　　秦艽

生地黄　　　赤茯苓

二诊：服药6剂，症状较前好转，原方继服6剂。

三诊：脉象和缓，诸症为轻，原方加砂仁、神曲，继服6剂。

四诊：能徒步来门诊就医，面色红润，脉舌正常，饮食增加，改服香砂六君子加羌活、当归、白芍以善其后。

〖按〗防风汤出自李东垣《宣明论方》原方：防风、甘草、当归、赤茯苓、杏仁、肉桂各一两，黄芩、秦艽、葛根各三钱，麻黄五钱为粗末，每服五钱加生姜五片、大枣三枚。水酒煎服。治行痹痛处游走不定。

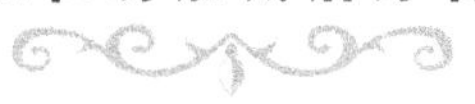

薏苡仁汤加减治疗着痹

【**案例**】

患者陈某，男，40余岁。主诉上下肢关节重着疼痛，肌肉麻木不仁，自觉身体笨重不灵活，病已2月，痛苦非常，针药无效，特来就医。其患处不红不热，微有肿胀，脉濡而缓，舌苔白腻，此湿胜着痹也。湿邪重着凝滞，留滞关节肢体则沉重，侵袭肌肤则麻木不仁，苔脉均属湿象。宜利湿为主，祛风散寒为辅。用薏苡仁汤加减。

［**方药**］薏苡仁汤加减。

薏苡仁	川芎	当归	麻黄
桂枝	独活	羌活	防风
苍术	甘草		

此患者复诊效著,后服上方20剂而愈。

仓公当归汤治疗痛痹

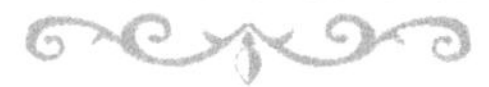

【案例】

王氏忆及日寇扫荡时,避难曹庄,有一邻居患病邀王氏诊视。患者主诉关节疼痛,手足拘挛,时常怕冷,四肢不温,疼如刀刺,痛苦难忍。脉之弦涩而紧。此寒胜为痛痹。《内经》曰痛风,又曰白虎历节风。寒性凝滞并主收引,故痛有定处,兼见屈伸不利。宜扶阳散寒祛风湿,仓公当归汤主之。服药5剂,复诊大轻,四肢稍温,后又服6剂而愈。

[**方药**]仓公当归汤。

当归	独活	制附子	麻黄
细辛	防风		

水酒各半煎服。

白虎加桂枝汤加味治疗热痹

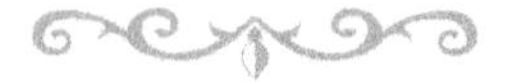

【案例】

城北宋庄宋某之子患热痹,病近2个月。双膝关节灼热红肿，痛不可近，难以活动。时发热恶寒，口苦烦热，痛苦不堪，脉见滑数，舌苔黄燥。然人之体质有偏阴偏阳之不同，阳胜之体，感风寒湿之邪郁而化热，热为阳邪，其性属火。故局部可见灼热红肿，得凉则舒及脉数苔黄之热象。治宜清热疏风法。方用白虎加桂枝汤加味。5剂肿消痛止，10剂痊愈。

［**方药**］白虎加桂枝汤加味。

| 生石膏 | 知母 | 粳米 | 甘草 |
| 桂枝 | 忍冬藤 | 黄柏 | 黄芩 |

狂 犬 病

【案例】

王某，男，56岁。身体素不坚实，病已4日，初病头晕项强，心神不安，腹疼抓胸。在家治疗未效，病情渐至危笃，抬至城里求治。观其形体，呼吸迫促，嚼舌，抓胸撕腹，躁扰不安。询其得病之由，其妻言其被疯狗咬烂裤腿，未伤其肉。王氏说是你不知，狂犬之毒咬着衣服毒即传其身上，毒之发生有早有晚。试以葵扇搧之，即身缩颤抖，闻锣身心惊乱跳，恐惧非常，此确是狂犬病无疑，如发展到全身瘫痪，瞳孔散大之时就难救治了。遂用王洪绪《外科全生集》方人参败毒散原方加地榆50克，紫竹根一握，煎汤灌之。2剂之后，神清心安，能进饮食。又服5剂而愈。此方屡试屡验，较之斑蝥、大黄更为安全有效。

腰　痛

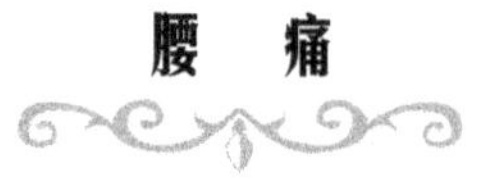

【案例一】

1956 年八里庄，曹某，年逾花甲，腰痛已半年，针药调治未见大效，痛苦难忍，邀王氏诊治。观其形色面黄肌瘦，四肢不温。脉之两尺微弱，舌淡无苔，腰痛不可转侧。此肾阳亏虚，经络失于濡养。宜温补命门，用右归饮加补骨脂、续断，嘱服 10 剂。因其年高病久，证属虚损，药无速效之理，只宜常服，方可奏效，10 剂服完，腰痛已轻，药已对症，原方再服 10 剂。又逾旬日来说，腰已不痛，转侧自如，四肢亦温，饮食有增。但仍觉虚弱无力，脉之脉象沉细，偶见结代，改拟炙甘草汤又服数剂渐安。

［**方药**］右归饮加减。

熟地黄	山药	山茱萸	杜仲
炙甘草	附子	肉桂	补骨脂
续断			

【案例二】

城南张某，患腰痛，其弟用车推至王氏家，询之，因前日大风将房屋揭破，上屋修补，从屋上失足跌下，当时腰胯疼痛，皮肤未破。3 日后腰胯疼痛红肿，难以转侧，视之青紫红肿，触之灼手，脉亦涩滞，舌现瘀斑。此跌伤内出血，气滞血瘀，阻滞经络，故痛如刀锥所刺。治当攻逐恶血，活络祛瘀。

［**方药**］桃仁承气汤合复元通气散加减。

桃仁　　　　甘草　　　　陈皮　　　　桂枝

木香　　　　延胡索　　　炮穿山甲　　大黄（后下）

芒硝（冲服）

3剂。

水煎日服3次，服后饮酒一盅以助药力。

3日后患者亲自来谢曰，药后恶血畅下，痛止肿消，述其将息调养，勿药可矣。

【案例三】

双庙高桥高某，34岁，患腰痛。言其平素无恙，数日前掏井在水中蹲的时间过长，上来就觉腰腿微痛，未加注意，3日后逐渐加重。腰骶觉凉，转侧困难，无碍饮食，针灸3次，未见效果。脉之沉迟，舌淡苔白。此脾肾阳虚，寒湿之邪阻滞经络，留着于经络所致，因而沉重疼痛。拟甘草干姜茯苓白术汤加牛膝、杜仲、续断等壮腰健肾祛湿之品，3剂知，6剂痊愈。

[**方药**] 甘草干姜茯苓白术汤加味。

炙甘草　　　干姜　　　　茯苓　　　　白术

牛膝　　　　杜仲　　　　续断

〖按〗腰为肾之外府，乃五脏六腑藏精之所。若禀赋不足，久病体虚，或房劳所伤，出现腰痛酸软，足膝无力，则责之肾虚。例一曹某，年老体弱，精力自衰，素体阳虚，不但脾肾之阳衰弱，心阳也无振奋之力，故脉见结代。先以右归饮加味补命门真火，针对肾阳虚腰痛而设，肾阳旺盛则脾土自健。肾乃先天之本，脾乃生化之源，脾土得到肾阳的温煦，则能运化水谷之精微，上输于心肺，化赤而为血，充养心脉，濡润周身。又以炙甘草汤振奋心阳，滋养心阴，使阴阳调和，结代之脉亦能恢复正常。

例二为外伤之后，瘀血阻滞经络。腰痛如刺，小便自利，取桃仁承气汤下之，复元通气散散之，恶血得逐，气血畅行则肿消痛止。

例三坐卧水中，寒湿之邪袭于肾之外府。脾主湿，主肌肉，肾主水，主骨髓。寒湿凝滞肌肉，侵及肾府，故见体重腰痛，取《金匮要略》甘草干姜茯苓白术汤加味暖脾胜湿，取脾土健则湿邪自去之意。如尤在泾说："肾受冷湿，着而不去，则为肾着，然病不在肾之中脏，而在肾之外府，故其治法，不在温肾以散寒，而在燠土以胜水。"

肝 着 病

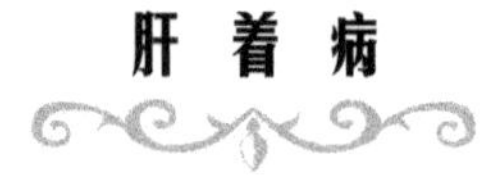

【案例】

杨氏，女，43 岁。自诉胸胁胀满已半月，甚则极疼，饮以热汤疼闷稍舒，时常令其子女揉按其胸胁，时好时歹，遇气则甚。于 1967 年夏来门诊求治，苔薄质正，脉象沉弦，此气滞血瘀，络脉着而不行所致，乃《金匮要略》之肝着也。宜行气散结，活血通络法。疏方旋覆花汤加味，3 剂而瘥。

[方药] 旋覆花汤加味。

旋覆花	青葱管	茜草	当归须
郁金	红花	桃仁	香附
丹参	山药		

【按】肝着病名出自《金匮要略·五脏风寒积聚病脉证

并治篇》。本病病机由胸上阳气不运，气机阻滞而成。尤在泾注云："肝病气血郁滞，着而不行，故名肝着。然肝虽着，而气返出于肺，所谓横之病也，故其人欲蹈其胸上。胸者肺之位，蹈之欲使气内鼓而出肝邪，以肺犹囊龠，抑之则气反出也。先未苦时，但欲热饮者，欲着之气，得热则行，迨既着则亦无益矣。旋覆花咸温下气散结，新绛活其血，葱叶通其阳，结散阳通，气血以和，而肝着愈。肝愈而肺亦和矣。"王氏于原方加入活血散瘀行气之品，使原方力量倍增，收效殊快。

食 瘕

【案例】

李某，女，43 岁。自诩今年未满月时吃的生冷食物太多，而后发生腹中结块，起初时聚时散，按之推移，以后牢固不动，渐渐长大状如杯子。但月经来时腹痛量少色黑，食少腹胀，久治未愈，诊其脉涩而沉迟。此病名为食瘕，因贪食生凉，脏气与寒凉相搏结，聚成瘀块，如不速治，恐成血蛊。宜温散破瘀，当用乌药散改散为丸。服完一料瘀块散失大半，又配一料，未服完而愈。

［**方药**］乌药丸。

乌药 120 克　　当归 120 克　　肉桂 30 克　　丹参 60 克

莪术 90 克　　木香 30 克　　桃仁 60 克　　青皮 60 克

益母草 60 克

以上 9 味共为细末，面糊为丸如梧桐子大，每服 10 克，日服 2 次。

奔 豚 气

【案例】

数十年前看一患者张某，56 岁，住本城张年庄。同其夫人至王氏家看病。询之，言 1 个月前被土匪抓去审钱，拳打脚踢，浑身被打得青紫红肿，上肢也被扭伤，半月方能行动。每夜不断惊嚎，自觉从下腹有气上冲至胸而疼闷难忍，时发时止。诊其脉象沉弦，此与《金匮要略》奔豚气病相符合，《金匮要略》云："奔豚病，从少腹上冲咽喉，发作欲死，复还止，皆从惊恐得之。"予奔豚汤原方 3 剂，其气得平，又服数剂而愈。

[**方药**] 奔豚汤。

甘草	当归	川芎	白芍
半夏	黄芩	生葛根	李根白皮
生姜			

【按】怒伤肝，恐伤肾，肝肾同处下焦，其气均善上逆，是证得于惊恐之后，故用奔豚汤，清热降逆，健胃缓痛，取得满意疗效。然《金匮要略》所载奔豚病，成因有别，不可执一而论，如桂枝加桂汤则适用于"发汗后，烧针令其汗，针处被寒，核起而赤者，必发奔豚"之证。此汗后阳虚卫泄，寒邪乘入，阴寒内盛，肾气上冲而发为奔豚气病，所以用桂枝加桂汤外散风寒，内扶肾阳，水邪上冲之奔豚气方可平息。可见临证处方之法，必溯本求源方可

奏效。本例患者如用王清任血府逐瘀汤，预料亦可见同样效果。

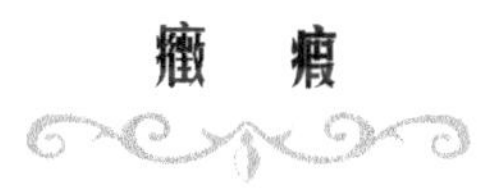

癥瘕

【案例】

胡某之母胡李氏，56 岁，面黄肌瘦，腹如抱瓮。其子诉曰，母亲之病已二三年，外面看之不大肿胀，但肚腹渐大，饮食如常，只觉行动不便，颇感痛苦，屡治不应。前医有说是积聚，有说是癥瘕，看法不同。王氏诊其脉沉且迟，按其肚腹虽有块而不坚，常常如此，不消不散。非肠胃之积聚病也，乃气滞血瘀之癥瘕。宜调益气血，破瘀温散法。宜大七气汤加味变汤为丸，只宜缓图，不可猛攻。

[**方药**] 大七气汤加味。

藿香	益智仁	炒莪术	炒三棱
桔梗	甘草	青皮	陈皮
肉桂	广木香	炙黄芪	当归
砂仁	丹参		

以上 14 味共为细末，面糊为丸，如桐子大，每次 10 克，日服 3 次。

一料服完，肚腹见消，体力有增，后服至第三料肚腹消至正常。

[按]《临证指南医案》中龚尚年云："夫癥者，徵也，血食凝阻，有形而徵，一定而不移。瘕者假也，脏气结聚，无形成瘕，推之可动。昔有七癥八瘕之说，终属强分名目，不若

有形无形之辨为明的也。二症病在肝脾，而胃与八脉亦与有责，治之之法，即治诸经，再究其气血之偏盛，气虚则补中以行气，气滞则开郁以宣通，血衰则养营以通络，血瘀则入络以攻痹，此治癥瘕之略……总之治癥瘕之要，用攻法宜缓宜曲，用补法忌涩忌呆，上逆则想肝脏冲病之源头，下垂则究中气阴邪之衰旺，吞酸吐水，必兼刚药，液枯肠结，当祖滋营，再辨脉象之神力，形色之枯泽，致病之因由，则治法自然无误矣。"

高血压病的临床辨证施治

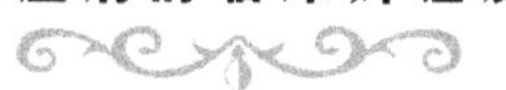

　　高血压病是一种常见病，对心、脑、肾等主要器官最易引起损害。累及心脏可出现高血压性心脏病，血压过高可发生脑血管意外，久病及肾引起肾小动脉硬化，则可出现尿蛋白、管型、红细胞，及夜尿频数等肾虚症状。严重地威胁着人民的身体健康。

　　本病属中医学"眩晕""头痛""肝阳""肝风"等范畴，与肝、肾两脏关系较密。因肝者将军之官，谋虑出焉，肝属风木之脏，性喜条达，如精神刺激、思虑过度、过于紧张，均可使肝失条达。或膏粱厚味、缺乏锻炼、痰湿内生，阴阳失调，累及肝肾引起肝阳、肝风。久病肾水不足，阴血虚少，肝失滋荣，亦可引起肝阳偏亢。如阴损及阳、阳损及阴，后期可出现肝肾阴阳俱虚的见症。本病多由实证演变成虚证，开始多以阳亢为主。年轻初发者肝火者居多，年老体虚者阴虚者居多。但人体是复杂的，发病因素、生活环境、体质强弱各有不同，临床辨证论治应区别对待，现将临床辨证论治分述于后，仅供参考。

一、肝火上炎

多发于初期高血压，由于肝热炽盛、上冲头目，证见面红目赤、头痛头胀、口苦咽干、耳鸣、烦热易怒、夜寐不安、小便黄赤、大便干结，舌红苔黄，脉弦有力。宜平肝泻火。可选用龙胆泻肝汤加减。

［**方药**］龙胆泻肝汤加减。

龙胆草　　黄芩　　　栀子　　　草决明
苦丁茶　　泽泻　　　生地黄　　木通
车前子

本方以龙胆草苦寒泻肝胆实火，辅以黄芩、栀子、草决明，清泻肝热，苦丁茶泻热清头目，生地黄养阴，泽泻、木通、车前子清利湿热，导热下行。眩晕者加钩藤、夏枯草；口干舌燥者加玄参、知母；便秘者加大黄。

二、阴虚阳亢

证见头晕目眩、面赤耳鸣、失眠心慌、烦躁易怒、头重脚轻、肢体麻木、腰膝酸软、两手抖动、脉多弦细、苔薄舌红。此肾水不足，肝木失养，肝阳偏亢，肝风内动之象。宜镇肝息风，育阴潜阳。可选用镇肝熄风汤或建瓴汤。

［**方药**］镇肝熄风汤。

怀牛膝　　生牡蛎　　生龙骨　　生代赭石
生龟板　　生白芍　　玄参　　　天冬

　　川楝子　　　茵陈　　　　生麦芽　　　甘草

　　"诸风掉眩，皆属于肝"，肝风内动，肝阳上亢故用龙骨、牡蛎、龟板、代赭石等镇肝息风，潜阳镇逆；重用牛膝引血下行；伍以天冬、玄参、龟板、白芍滋阴柔肝，养阴配阳；川楝子、茵陈、麦冬疏肝调气；麦芽、甘草和中益胃。如口渴、烦躁、易怒加龙胆草；手颤加地龙、全蝎；手足麻木加豨莶草。亦可用天麻钩藤饮加减治疗。

三、肝肾阴虚

　　此证肝阳表现已不明显，主要呈现肝肾阴虚，证见头晕、耳鸣、眼花、腰酸腿软、足跟疼痛、失眠多梦、夜尿频多，舌红无苔，脉沉细或弦细尺弱。治宜滋肾水养肝阴，可用六味地黄丸、首乌丹或左归丸之类。

　　[**方药**] 六味地黄丸合首乌丹加减。

　　熟地黄　　　山茱萸　　　山药　　　　牡丹皮

　　何首乌　　　菟丝子　　　女贞子　　　磁石

　　炒酸枣仁　柏子仁　　　草决明　　　茯苓

　　肾为先天之本，肝肾同源，一主藏精，一主藏血，若肾中阴精亏损，则肝木失荣，肝血不足。以熟地黄、山茱萸、首乌、女贞子、菟丝子、酸枣仁滋水养肝，补肝肾之阴；山药补脾固精；牡丹皮、草决明清肝热；茯苓健脾渗湿，使其补而不滞。如夜尿频多加覆盆子、补骨脂。

四、阴阳两虚

　　除肝肾阴虚见证外，又有怕冷肢凉、心悸气短、胸闷、阳痿、腹泻、苔白舌淡、脉迟或结代等症。治宜滋阴补阳。方用炙甘草汤加减，如肾阳虚症状明显者可用八味丸（即金匮肾气丸）益火之源，以消阴翳。

[**方药**] 炙甘草汤加减。

炙甘草　　党参　　　生地黄　　　阿胶

桂枝　　　麦冬　　　磁石

本方以炙甘草补心气，臣桂枝以通心阳；生地黄、麦冬、阿胶养阴补血；灵磁石安神潜纳浮阳。如胸闷加瓜蒌、薤白；便溏加白术、茯苓；阳痿早泄加淫羊藿、金樱子。

加味五苓散治疗疝气

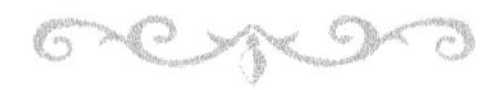

中医言疝，并非局限于西医学所说的睾丸炎、附睾丸炎、阴囊炎等，包括范围较广。如尤在泾指出："疝者痛也，不特睾丸肿痛为疝，即腹中攻击作痛，按引上下者，亦得名称疝，所以昔贤有腹中之疝与睾丸之疝之说。"《素问·骨空论》云："任脉为病，男子内结七疝，女子带下瘕聚。"《灵枢·经脉》论足厥阴肝经之病："丈夫溃疝，夫人少腹肿痛。"多为阴气内积，复为寒气所加，致使荣卫失调所致。如《素问次注》所谓："疝者，寒气积结之所为也。"

在分类方面，《内经》早有七疝之称，仲景也有寒疝、狐疝的记载，子和论之甚详。一曰寒疝，中冷结硬如石，控睾丸而痛；二曰水疝，阴囊肿痛，阴汗时出；三曰筋疝，阴茎肿痛，或溃成脓，即俗云下疳；四曰血疝，状如黄瓜，横骨两端，肿硬疼痛，俗名便痛；五曰气疝，上连肾区，下及阴囊，或因号哭愤怒，则气郁而胀，怒则散；六曰狐疝，卧则入腹，立则出腹，即掉小肠；七曰癫疝，阴囊肿大如升如斗，不痛不痒，即现在所谓鞘膜积水者也。今介绍此方是专主睾丸肿大，牵引少腹而痛的疾患，采用清代陈修园之加味五苓散。化膀胱之气则诸气俱调，疝气自消。王氏临床 50 余年，每遇疝气，皆用此方，随证加减，屡试屡验，效果确实满意。

［**方药一**］加味五苓散。

茯苓	泽泻	猪苓	白术
桂枝	木通	木香	橘核
川楝子	荔枝核		

本方以猪苓、茯苓、泽泻、木通引水利湿；桂枝通阳；白术健脾；木香理脾；佐以橘核、荔枝核、川楝子辛泄苦降，疏达肝气，使其气滞得疏，寒湿乃除也。

加减：阴寒内盛者加附子、干姜；郁而化热者加黄柏、知母；小便如膏者加石菖蒲、萆薢；气上冲者去白术，加肉桂、吴茱萸、当归；阴囊如水晶者加薏苡仁、桑白皮；痛不可忍恐瘀血为脓致溃，加桃仁、红花、乳香；筋缩者加薏苡仁、木瓜；顽麻木疼者加川芎、槟榔；痒者加刺蒺藜。

［**方药二**］《千金》洗法。

《千金》洗法：治丈夫阴肿如斗，核中痛。

雄黄末 30 克　　矾石 60 克　　甘草 21 克

加水 5 碗，煎成 2 碗，外洗极效。

灸法：关元两旁相去各 3 寸，青筋上，灸 7 壮即愈。左灸左，右灸右。

又灸外陵穴，在脐旁左右各开 1.5 寸，灸疝立效。

漫 谈 消 渴

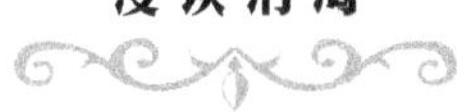

消渴之为病，口渴引饮，多食善饥，消瘦，小便多者也。本病始见于《内经》。《素问·气厥论》云："心移热于肺，传为膈消。"又云："二阳结谓之消。"二阳乃指手阳明大肠，足阳明胃也。手阳明大肠主津液，足阳明胃主气血，津血不足发于消渴。水之本在肾，其源在肺，真水不竭，何渴之有？人为酒色是躭，或肥甘太过，真阴内竭，虚火炎灼，津血干枯，消渴生焉。后世医家根据本病多饮、多食、多尿的三个主要症状将消渴分为上、中、下三消。上消口渴多饮；中消多食善饥；下消多尿如脂。上消心移热于肺；中消胃移热于脾；下消肾移热于膀胱。《金匮要略》以多饮、多食、多尿为本病主证。《外台秘要》有"渴而饮水多，小便数，有脂似麸片甘者，皆是消渴病也"的记载。《卫生宝鉴》亦云："大消渴者，小便频数，其色如脓油，上有浮膜，味甘甜如蜜。"

本病发病机制，不外醇酒厚味，损伤脾胃，运化失职，酿成内热。如《医门法律》说："肥而且贵、醇酒厚味，孰为限量哉！久之食饮酿成内热，津液干涸……愈消愈渴，其膏粱愈无已，而中消之病遂成矣。"有五志过极，郁而化火，销铄津液者；也有因恣情纵欲，肾虚精耗，真阴枯涸发为消渴者。总之不外阴虚内热。如《临证指南医案》谓："三消一证，虽有上、中、下之分，其实不越阴亏阳亢，津涸热淫而已。"但临床也偶见阳虚者。

治疗之法大多以滋肾水降心火，清肠胃之燥热，济身中之真源。使津液滋生不枯，气血顺利，三消无不自痊。上消用人参白虎汤；中消用调胃承气汤、栀子金花汤、玉女煎；下消以六味地黄丸、金匮肾气丸等方随证施用。古人也有专主治肾者，如赵养葵曰："故治消之法，无分上、中、下，先治肾为急，惟六味、八味及加减八味丸随证而服，降其心火，滋其肾水，则渴自止矣，白虎、承气皆非所治也。"徐灵胎说："治消渴初宜清心调肺，久宜滋肾养脾，盖津液皆统于肾，肾暖则上潮而肺润，肾冷则下陷而肺枯，故肾气丸为治消渴的良药。精华悉运于脾，建则精微敷布，脾旺则心肾交通，故参苓白术散为收功的圣剂。"近人张寿甫认为消渴病系元气不升，所创玉液汤、滋膵饮皆大补元气、滋养真阴之剂。用于临床每多获效。

总之气阴两虚者可选人参白虎汤、竹叶石膏汤。刘河间的人参白虎汤，张洁古的香兰饮子、猪肾荠苨汤、黄芪汤、《太平惠民和剂局方》清心莲子饮，朱丹溪的补肾地黄丸，张景岳的固阴煎，《千金方》的消渴方，《类证治裁》的玉泉丸，张锡纯的玉液汤等。阴虚热盛者，《金匮要略》的文蛤散，《伤寒论》的白虎汤，《千金方》的杞菊汤、猪肚汤，张敬业的加减一贯煎、玉女煎等。阴阳两虚型者用金匮肾气丸，朱丹溪的加减地黄丸，张洁古的龙肝息髓丹，张景岳的秘元煎，《类证治裁》的双补丸等。皆可供临床酌情选用。

综上所述，昔贤的名言高论皆合至理，然理论必须与临床实践相结合，方能有效。否则在临床时即是空论。临床务必要细心诊断，审查阴阳，辨别虚实，分清标本，色脉合参，脉证兼顾，丝毫不容草率，方能勿虚虚、勿实实，不致误人误己也。

漫谈水肿

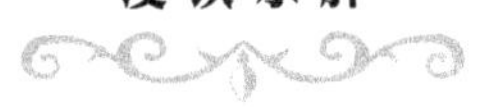

　　中医认为水肿与肺、脾、肾三脏功能失调有关。或由风邪外袭，肺气失宣，不能通调水道，下疏膀胱。肺主皮毛，风水相搏，流于肌肤则发为水肿；或饮食劳倦，或冒雨涉水，损伤脾阳。脾气日衰，不能为胃引其津液，失其运行之道，以致水聚湿停，土不制水，泛滥成灾。肾为胃之关，司开阖，关门不利则三焦决渎无权，膀胱气化不行，小便不利，水湿内停。但三者互为因果。《素问·三阴别论》云："三阴结谓之水。"《金匮要略》则称之为水气，并有风水、皮水、正水、石水、黄汗之分。关于治疗之法，《金匮要略》谓："诸有水者，腰以下肿，当利小便，腰以上肿，当发汗乃愈。"即《内经》"开鬼门，洁净府"也。迨金元时代，朱丹溪始把水肿分为阴水、阳水，便利诊断及分型。阳水包括表、热、实，阴水包括里、虚、寒。阳水宜发汗行水，清热利湿；阴水宜温暖脾肾，化气行水。阳水多用越婢汤、防己黄芪汤、五皮饮、五苓散，湿热肿甚者用疏凿饮子之类。阴水用五苓散、真武汤、实脾饮、《金匮》肾气丸、济生肾气丸等。王氏侄女 18 岁时，发水肿，当时未太重视，以致拖延半年。曾服用五皮饮、越婢加术汤、茯苓导水汤等方，时好时犯，未能除根。现又肿甚，面㿠肢冷，其脉微细，舌淡体胖，苔白水滑，全身悉肿，气喘不得平卧。此脾肾元阳虚惫，水湿阴邪泛滥，当以温阳利水，根本图治。初与真武汤见效，继服实脾饮，四肢浮肿亦消，后

以金匮肾气丸收功。前后 60 余剂，病告痊愈，至今 40 余年
未见复发。

痢疾之中医辨证分型

  痢疾多发于夏秋之间，是一种常见的传染病。古人称
为肠癖、滞下。多由外受风、寒、暑、湿、疫毒等邪，内因饮食
不节，贪食生冷肥腻，或饮食不洁，以致脾胃不调，邪毒瘀积
于大肠，大肠传导失职而形成。

  本病以腹痛、里急后重、便下脓血为特点。或有热，或
无热；或能食，或不能食；下利或白或赤，或赤白相兼，或赤
多白少，或白多赤少；腹中或微疼或窘疼；便前坠、便后坠等
症状不一，宜详细审辨。轻症能食无热，便数少；重症不食
有热，便数多。白痢为病在气分属寒湿，赤痢为病在血分属
湿热。但也不尽然，如《医经会解》云："其症之冷热，不在论
粪色之赤白，有赤者亦冷而白者亦热，惟在审粪色之淡薄，
稠浓与手足之温凉。盖四肢为诸阳之本，阳虚则身虽温，手
足必冷，脐下必寒，口不渴，利久或渴，不喜饮食，安静自卧，
小便自利，或肠鸣，或腹痛，粪水淡薄，或数至圊而不解，或
血水，或黑白，脉必沉迟细小者，阴也。热以胜寒，阳平阴
也。阳盛则身大热，手足温暖，脐下必热，干呕口渴引饮，或
大热，或脓血，或紫血，脉必浮洪实数者，阳也。寒以胜热，
阴和阳也。"或纯赤鲜血为疫毒热盛。便前坠为滞重，便后
坠为气虚，总之症状种种不同，药剂因之两异，现将临床常
见类型开列于后。

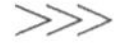

一、湿热型

[**主证**] 腹痛，里急后重，下痢赤白，小便短赤，苔黄腻，脉滑数。

[**治法**] 清热化湿，活血调气导滞。

[**方药**] 芍药汤加减。

白芍	黄连	黄芩	肉桂
槟榔	木香	当归	甘草
大黄			

初起有表症者，头疼发热，恶寒身重，加防风、葛根；热偏盛者，发热，头疼，口干心烦，大便赤多白少，加金银花、地榆；湿偏盛者，恶心胸闷，大便白多赤少，苔白腻，脉濡数，加藿香、厚朴、苍术。

治一般湿热痢要掌握清热、燥湿、解毒、调气活血、行滞。清热、燥湿、解毒以消除致病之因，调气活血能除气血瘀滞大肠之势，故有"调气则后重自除，行血则便脓自愈"（刘河问）之说。佐以荡涤积滞之品，使湿热积滞从大便而泄，此通因通用之法。

二、疫毒型

[**主证**] 突然发热，来势较猛，症状均较严重，大便以脓血为主或纯下鲜血，高热烦躁，甚至嗜卧昏迷，抽搐，舌苔黄腻，舌质红，脉数。

[**治法**] 清热解毒。

[**方药**] 白头翁汤加减。

白头翁	秦皮	黄连	黄柏

金银花　　　地榆　　　牡丹皮　　　赤芍

枳壳　　　　生地黄　　　忍冬藤

加减：呕吐不能食者加竹茹、生大黄。嗜卧或昏迷热毒入营者加神犀丹 1 粒化服，抽搐、惊厥热盛者加紫雪丹冲服。

本病凶险急骤，应中西医结合治疗。

三、虚寒型

[**主证**] 痢疾迁延日久不愈，反复发作，大便溏薄夹有黄白黏冻，食少神疲，怕冷，舌淡苔白，脉细弱。

[**方药**] 真人养脏汤加减。

木香　　　　当归　　　肉豆蔻　　　白芍

白术　　　　肉桂　　　党参　　　　煨诃子

炙甘草　　　罂粟壳

加减：气虚滑脱者加黄芪、升麻。阳虚怕冷，脉沉迟者加附子。

此外有休息痢时作时止，乃用药不当，止涩太早，或积滞未尽，蕴于肠胃，脏气受伤，此时虚中挟实，法当扶正祛邪，虽日久仍当攻之。有噤口痢者，乃温热疫毒上冲于胃，胃失和降，亦有日久胃气枯燥者。《时疫论》说："大抵初痢禁口，为热郁在胃口，故宜苦燥。若久痢口禁不食，此胃气告溃，非此初痢禁口，尚有浊气可破，积滞可驱，惟大剂参、术，佐以茯苓、甘草、藿香、木香、煨葛之属大补胃气，兼行津液乃可耳。"

关于本病预后，《医宗金鉴》谓："水浆不入痢不止，气少脉细皮肤寒，纯血噤口呕脏气，身热脉大命难全。"

治疗泄泻八法

泄泻者，孙文胤《丹台玉案》说："泄者如水之泄也，势舒缓；泻者，势似直下，微有不同，而其病则一，故总名曰泄泻。"泄者大便溏泄，泻者大便直下，两者有轻重缓急之分。

本病主要症状是排便次数增多，粪便稀薄，甚则泄出如水。其主要病变在于脾胃及大小肠。其致病之因多为外受风、寒、暑、热、湿，内则饮食不节，调摄失度，损伤脾胃，运化失职，水湿停聚，故水谷不分，并入大肠，而为泄泻，故有湿积成五泄之说。张景岳所谓："泄泻之本，无不由于脾胃，盖胃为水谷之海，而脾主运化，使脾健胃和，则水谷熟腐化气化血，以行营卫。若饮食不节，起居不时，以致脾胃受伤，则水反为湿，谷反为滞，精华之气，不能输化，致合污下降而泄利作矣。"

兹将王氏历年来对于泄泻病的治疗分类列后。

一、湿濡类

[主证] 大便水泻，清稀，胸腹胀闷，肠鸣纳差，苔白厚腻，脉象沉缓。如尤在泾谓："湿泻一名濡泄，其脉濡细，其症泄水，虚滑肠鸣，身重腹不痛。"

[治法] 燥湿利水。

[方药] 胃苓汤加减。

白术	茯苓	泽泻	猪苓
桂枝	厚朴	炒苍术	陈皮
甘草			

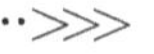

湿盛加藿香、佩兰；表证加葛根；实证加神曲、焦山楂。

二、寒湿类

[**主证**] 鸭溏清澈，腹中雷鸣，畏寒肢冷，饮食不馨，脉濡而迟。如尤在泾谓："寒泻一名鹜溏，鹜溏者，水粪并趋大肠也。夫脾主为胃行其津液者也，脾气衰弱，不能分布，则津液、糟粕并趋一窍而下。"正如前人所谓："脾气衰则鹜溏也。又寒气在下焦，令人水粪并下，而色多青黑，所谓大肠有寒则鹜溏也。"

[**治法**] 温中补脾，散寒燥湿。

[**方药**] 附子理中汤加减。

| 附子 | 炮干姜 | 白术 | 党参 |
| 甘草 | 茯苓 | 泽泻 | 砂仁 |

三、湿热类

[**主证**] 腹痛即泻，烙肛气臭，心烦口渴，小便短赤，舌苔黄厚腻，脉滑而数。《医镜》谓："热泻者，肚腹尚热而痛，口干舌燥，小便赤涩，所下之粪皆深黄色，臭秽不可近者是也，宜以清热为先。"

[**治法**] 清热利湿。

[**方药**] 葛根芩连汤加味。

| 葛根 | 黄芩 | 黄连 | 甘草 |
| 白芍 | 金银花 | 连翘 | 木通 |

四、食泻类

[**主证**] 腹胀痞闷，嗳气腹疼，泻下粪便臭秽难闻，泻则

痛减,恶食,苔垢腻,脉沉而弦。

[**治法**] 消食导滞,和胃除湿。

[**方药**] 保和丸合平胃散。

厚朴	炒苍术	陈皮	甘草
焦山楂	连翘	麦芽	神曲
茯苓	半夏	炒莱菔子	砂仁

如食积较重,嗳气不食,腹胀疼较甚者可用枳实导滞丸或本方加大黄攻之,亦"通因通用"法,使病有去路,泻不复作矣。

五、肝乘脾类

[**主证**] 肝失调达,横逆乘脾,每逢愤怒则发生腹痛泄泻,或完谷不化,食欲不振,脉滑而弦,张景岳谓:"凡遇怒气便作泄泻者,必先以怒时挟食,致伤脾胃,故但有所犯,即随触而发,此肝脾二脏之病也,盖以肝木克土,脾气受伤而然。"

[**治法**] 疏肝健脾。

[**方药**] 痛泻要方合四逆散加味。

白芍	白术	陈皮	防风
柴胡	枳壳	甘草	茯苓
山药	砂仁		

六、脾虚类

[**主证**] 大便溏泄,脘腹痞胀,面色萎黄,四肢疲懒无力,胃纳不馨,食后即泄。

[**治法**] 扶正健脾。

［**方药**］参苓白术散。

党参	白术	茯苓	山药
莲子	扁豆	薏苡仁	桔梗
砂仁	甘草		

七、脾肾阳虚类

［**主证**］肾阳不振，中阳已衰，或每在鸡鸣前后脐下作痛，肠鸣即泄，便中带有不消化的食物，腹中怕冷或作胀，食欲不振，舌淡，苔白，脉沉而细弱。

［**治法**］温补命门，兼温脾阳。

［**方药**］四神丸合附子理中汤。

补骨脂	五味子	吴茱萸	煨豆蔻
制附子	白术	炮干姜	炙甘草
党参			

如滑泄不止加煨诃子、赤石脂。

八、泄泻口糜相移类

［**主证**］上发口糜，泄泻即止，泄泻方止，口糜又生，上下相移，乃心脾二经虚热，心脾开窍于口舌，上发口糜，下移胃腑小肠，传化失常则生泄泻。王氏治此病遵《医宗金鉴》方，口糜时用泻心导赤散，泄泻时用参苓白术散，如小便量少，水走大肠，用茯苓车前饮。若服凉药口糜不效者，则为虚火上炎，宜用理中汤加肉桂、茯苓，倍茯苓降阳利水，如《医宗金鉴》说："阳降而口糜自消，水利而泄泻自止。"王氏每用此法，疗效满意。

［**方药一**］泻心导赤散。

生地黄　　　木通　　　黄连　　　甘草

茯苓

[**方药二**] 茯苓车前饮。

茯苓　　　　车前草

疟　疾

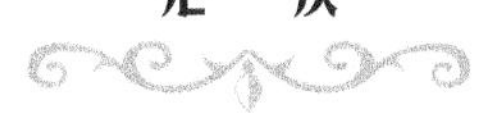

疟疾，早在两千多年前《内经》一书中就有"疟论"及"刺疟篇"证候治法的记载，汉代张仲景所著《金匮要略》中对其脉因证治论述亦详。

疟之为病，古人认为乃由正气不足、外感邪气所致，正气不足则抗病能力减。邪气泛指风、寒、暑、湿、燥、火，如《素问·疟论》云"夫痎疟皆生于风"，又谓"邪气内薄于五脏"。邪气，乃人体致病的外因，包括西医学所说之病原体，疟疾乃是由于带有疟原虫的蚊子叮咬感染所发病，然由于感邪之不同，体质的差异，临床表现不 ·，病流行性和季节性很强，多发于夏秋季节。

前人在疟疾分类方面亦较为详细，如寒热时间比较平均的谓之"正疟"；寒多热少或但寒不热的称为"牝疟"；热多寒少或但热不寒的谓之"温疟"或"瘅疟"，另有"瘴疟"乃感瘴岚之邪所发；"久疟"乃反复不愈者；"疟母"乃疟久不愈，痰血凝聚，结于肋下，肿疼且硬者。

治疗之法如下。"正疟"，战寒壮热，发作有时，头痛渴饮，汗出热退，苔薄白或黄，脉弦者，拟和解少阳，化痰达邪，小柴胡合二陈汤加常山、草果。"瘅疟"，乃温疟之甚，多因感受暑邪，内郁化火，治以清热疏表，益气生津，白虎合桂枝汤主之。"牝疟"，乃虐邪深伏阴分，复受寒邪所伤，阳气失运，治以辛温达邪，柴胡桂枝汤加味。忆及日寇扫荡时涡阳疟疾大流行，染者甚众，当时与王之良医师研究商量应对之法，正常疟疾用小柴胡汤加常山、草果、青皮；体质壮实者用截疟七宝饮；体质弱者用四兽饮；气虚者用补中益气汤加常山、乌梅；血虚者四物汤合小柴胡汤加常山。疗效甚好。药品缺乏时用葛洪《肘后备急方》白砒 0.3 克，生石膏 2.7 克，面糊为丸绿豆大，每服 3 丸，发作前 1 小时服，极效。

牙痛验方

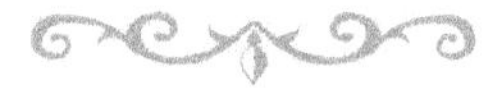

　　齿为骨之余，肾之所主，髓之所养也。上下齿龈属于手足两阳明。其齿动摇脱落，大疼微疼，皆属肾虚有火。如龈肿虫疳，溃烂臭秽而不动摇者，皆属阳明湿热。或兼诸经错杂之邪，或风，或火，或寒，皆可导致牙痛，火牙肿痛，常喜凉饮，脉象洪数；寒痛不肿，每喜热汤，脉象迟缓；风痛兼湿，面颊亦肿，不怕寒热；虫牙色黑，蛀尽一齿又换一牙；肾虚则牙齿齼脱动摇。

　　王氏临床数十年所治的牙痛，皆以风、火、寒、湿、虫、肾虚为六类分别治疗，但互相混淆，难以截然分开。每遇风火牙痛，轻则用清胃散，重则用凉膈散加减。风湿牙痛用温风散。寒湿牙痛在温风散中加羌活、麻黄、附子温而散之。虫痛齿黑用葱韭子研冲置烟斗中点火熏之，苦参煎汤送之亦效。齿浮痛齼，六味汤加玄参、枸杞子。阳虚齼落，肾气丸加鹿茸、补骨脂。阴虚浮动，知柏八味丸加龟板、阿胶。

［外治法］

寒牙：干姜、荜茇、细辛，煎汤漱之。

火牙：石膏、芒硝、皂角刺、荆芥，煎汤漱之。

一笑丸：川椒 7 粒，巴豆仁 1 粒，砸成糊，用棉裹，紧咬痛处，涎出疼止。

固齿散（家藏秘方）：黑桑椹子、骨碎补、枸杞子。用黑桑椹子挤水半盆，取骨碎补 500 克，枸杞子 250 克，入桑椹子水内浸泡一夜，清晨捞出晒干，晚上再浸，白天再晒，以津干桑椹子水为度，晒干碾成细末，过双底箩装入瓷瓶内当牙粉用。

此粉少年擦之，终身不掉牙，即使牙齿动摇，用此粉擦月余，乃可以稳固，屡试屡验，绝不夸张，王氏 87 岁，除前门牙因跌伤而落外，余齿均健固如初，乃此牙粉之功也。

［**方药一**］清胃散。

生地黄　　　当归　　　　黄连　　　　升麻

牡丹皮

牙龈不出血者为气分；宜加荆芥、防风、细辛，以散其热。

［**方药二**］凉膈散。

芒硝　　　大黄　　　栀子　　　连翘

黄芩　　　甘草　　　薄荷

若肠胃积热肿疼烂臭，加生石膏以清其热。

［**方药三**］温风散。

当归　　　川芎　　　细辛　　　荜拨

藁本　　　白芷　　　露蜂房

寒牙痛可加羌活、麻黄、附子，此方宜半服半漱。

第二章
外　科

肺　痈

【案例】

胡某，男，40 余岁，咳逆自数月前起见。时吐浊唾涎沫。口感不渴，因调治失宜，渐次而重。现咳而胸满，时发寒热，浊痰腥秽如脓，脉数而有力。此热毒壅肺，肺气上逆，瘀热痰浊内结成痈。寒热乃正邪交争之象，此肺痈已成，急拟清热解毒、化瘀排脓之重剂，稍有姑息，恐至不救。

[方药]《千金》苇茎汤加味。

金银花 30 克　连翘 15 克　桃仁 12 克　鱼腥草 15 克
薏苡仁 15 克　生甘草 6 克　桔梗 15 克　象贝母 12 克
冬瓜仁 15 克　活芦根三尺（切碎）
5 剂。

二诊：寒热已退，咳吐见减，郁热虽有外透之象。但肺

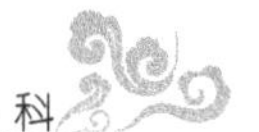

阴已被痰火所伤,口干,胸膈燥闷仍如前,原方加沙参、麦冬各 12 克,继服 5 剂。

三诊:午后复见潮热,脉仍数。前方加黄芩 10 克,栀子 10 克,5 剂。

四诊:诸证均轻,脉数而濡,原方去黄芩、栀子加党参、生黄芪各 15 克。5 剂。

五诊:饮食逐渐增加,浊痰日见减少。胸中舒畅,脉象和缓,口干体乏。当清化余邪,养阴润燥。

[**方药**] 清燥救肺汤加减。

桑叶 10 克　　阿胶 10 克　　川贝母 6 克　　牡丹皮 10 克
麦冬 12 克　　杏仁 10 克　　薏苡仁 12 克　　冬瓜仁 15 克
沙参 15 克　　炙枇杷叶 6 克

【按】此症相当西医学之肺脓肿。乃风温内袭,痰热熏蒸,壅滞肺络,以至肺腐成痈。初宜清肺散邪,泄热解毒,银翘散合《千金》苇茎汤加减;中期清热解毒,化瘀消痈,用《千金》苇茎汤合甘桔汤,酌加鱼腥草、桑皮、沙参;后期邪退正虚,肺阴耗损则宜清燥救肺汤化裁,或《济生》桔梗汤调治,甘寒生津,养阴扶正,利痰解毒,清化余邪。

肠 痈

肠痈,西医多谓之阑尾炎。《灵枢·上膈》及《金匮要略》均有肠痈记载。多因暴饮暴食,肥甘厚味,恣食生冷,寒温不适,负担重物,暴急奔走,恚怒抑郁,肝气郁结等。以致生痰生湿,壅遏气血,郁而化热,气血阻滞肠胃,因而生痈。在病因与病机方面，陈实功说："夫肠痈者，皆湿热瘀血流入小肠而成也。"《诸病源候论》指出："肠痈者，由寒温不适，喜怒无度，使邪气与荣卫相干，在于肠内，遇热加之，血气蕴积，结聚成痈，热积不散，血肉腐坏，化而为脓。"《医灯续焰》也指出："大抵得之不节饮食，不适寒温，或积垢瘀凝，或败血留滞，壅塞不行，久郁化热，久热腐脓，而痈斯成矣。"在治疗上，《本草经疏》谓："肠痈属大肠实火，忌燥热，宜下，宜寒，解毒。"现在一般分为三个阶段治疗，即未成脓，已成脓及脓已溃。未成脓者，腹痛阵作，发热恶寒，恶心呕吐，大便秘结，苔腻而黄，脉洪有力，治宜泄热祛瘀，以《金匮》牡丹皮汤为主方；脓已成者腹痛剧烈，阑尾处可触及肿块，壮热自汗，大便秘结，脉洪数，治宜活血化瘀，排脓消肿清热，以《医宗金鉴》薏苡仁汤为主方；脓成已溃者，腹软而痛，时下脓血，舌色淡，脉濡软，宜托里排脓，以《外科正宗》牡丹皮散为主方。用药方面清热解毒，消肿散结，可选用金银花、连翘、红藤、紫花地丁、蒲公英；清血热破积滞可用大黄、赤芍、牡丹皮；理气止痛可用川楝子、延胡索、木香、香附、枳壳；托脓固气用生黄芪、党参、当归；脓成可加皂刺、炮穿山甲；已成未成均可加入冬瓜仁、薏苡仁、桃仁，消肿散结排脓。

六腑以通为用，治肠痈要善用行气通腑之品，气行则血行，气和血散，肿痛自消。

先哲立方用药之意，不过指导以规矩，不是叫后人凭方治病，而是作为参考，有所遵循。至于临床，必须根据患者具体情况，体质强弱，病之久暂，有无宿痰，因人因时因地详细审察，再凭以四诊八纲，方不致有虚虚实实之误。否则草率从事，毫厘之差，千里之谬，可不惧哉。孙思邈在长期医疗实践中，总结出一条行之有效的经验，叫做"胆欲大而心欲小，智欲圆而行欲方"。也就是说，既要敢想敢做，当机立断，又要小心谨慎，周密考虑；既要灵活变通，不可墨守成规，又要按照客观规律办事，大忌主观武断。这条富有辩证法思想的经验对临证治疗工作具有指导的意义。

[**方药一**]　大黄牡丹汤。

大黄　　　　牡丹皮　　　桃仁　　　　冬瓜仁

芒硝

[**方药二**]　薏苡仁汤。

薏苡仁　　　瓜蒌　　　　牡丹皮　　　桃仁

赤芍

[**方药三**]　牡丹皮散。

牡丹皮　　　桃仁　　　　薏苡仁　　　甘草

赤芍　　　　人参　　　　当归　　　　黄芪

川芎　　　　肉桂　　　　木香　　　　白芷

【案例一】

东门外刘某，男，43 岁，推卖面为生，一日暴餐急奔，绕脐疼痛，继则右下腹疼痛难忍，腿不能伸。召王氏诊时，发热恶寒，大便秘结，纳少欲呕，触及腹满拒按，脉洪数，此肠痈也。脓尚未成，宜清热活血，祛瘀通腑，嘱服 3 剂，2 日服完。

[**方药**]　大黄牡丹汤加减。

生大黄（后下）　　　牡丹皮　　　赤芍　　　　桃仁

冬瓜仁　　　　　　　败酱草　　　蒲公英　　　芒硝（冲服）

复诊：大便畅行，寒热已退，肿痛亦轻，舌见少津，仍宜上法，小制其剂，加护阴之品。

生地黄	玄参	麦冬	蒲公英
紫花地丁	金银花	连翘	甘草
白花蛇舌草			

上方 3 剂服完，患者持杖到王氏家说，病已好了，肿痛皆消，惟纳谷不昌，改服异功散加蒲公英、连翘、金银花以善其后。

【案例二】

1962 年河北李某，与王氏相识。一日其子来请，言他父腿痛不能动，诊之，乃右下腹痛，腿伸不开，四五日前恶寒发热，服药三四剂未见大效，今疼痛更剧，发热自汗，大便秘结，小腹胀满，按其痛处有硬块大如拳，脉数实有力，此肠痈脓已成也，宜清热凉血，化瘀排脓，以薏苡散加减。

［**方药**］薏苡散加减。

薏苡仁	瓜蒌	桃仁	赤芍
败酱草	蒲公英	紫花地丁	金银花
连翘	甘草	当归	

二诊：上方每日 2 剂，日夜兼顾，2 日后其子来说症已大轻，惟肿硬未甚消散，嘱原方再服 3 剂，外敷双柏散水蜜调成饼贴患处，每日换药 1 次。

三诊：上方又服 3 剂，热退痛止，肿块亦消，腿亦能伸，又以上方加调胃之品 3 剂而安。

神验疗毒丸治验

【案例】

小女树贞 5 岁时，突然左拇指发痛麻木，渐渐红肿热痛,哭叫不止,有人告知曰,这是蛇头疔,不急治,有危险。当时地方无专门外科。王氏对疮疗亦不擅长,踌躇再三,尚无好法。正在为难之际,忽然想起,陈修园书中有神验疗毒丸,即照方配治。为法给服 19 丸,服后打噎连泻 2 次。热退肿消疼止,真仙丹也。余药装瓶保存备用。数月后邻人李某生疗,给服 21 丸,服后即愈。又过半年亲友丁在德之子足趾生疗。知王氏有疗毒丸,与 21 丸服后亦愈。

[**方药**] 神验疗毒丸。

雄黄、大黄、巴豆(去心皮),各 9 克。

制法:将三药共合一处,臼杵捣为泥,用细面好醋打糊,再用药捣极细烂,丸如桐子大,装瓶备用。

服法:重者 23 丸,轻者 21 丸,再轻者 19 丸,白开水送下,服后打噎即愈,如泻更好,候泻三四次即以新汲水饮即止,不唯手疗,是疗皆效。

瘰 疬

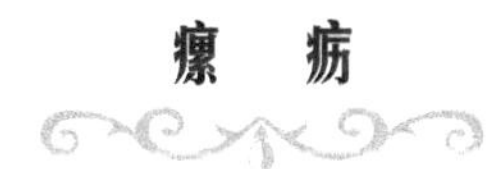

【**案例**】

瘰疬之名,首见于《灵枢·寒热》,历代文献多有记载,名称甚多,归纳起来不外急性、慢性两种。慢性多因虚劳气郁所生,急性多有外感风疾,热毒而发。

1975 年 3 月 20 日,马某,男,24 岁,住城西马庄。到王氏家看病,诉说 4 日前突然高热,发生瘰疬,脖烫板硬。转则为难。针药无济。诊其脉洪数而弦。按其项部两侧热而板硬,皮色未变,口感大渴,病非轻症。乃肝胆之火挟痰凝结，发于少阳之部。用张寿甫瘰疬方加减，服 2 剂热退肿消强半。原方又进 2 剂而瘥。疗效之快，非意料之所及。

［**方药**］瘰疬方。

龙胆草	牡蛎	贝母	玄参
海藻	昆布	金银花	连翘
黄芩			

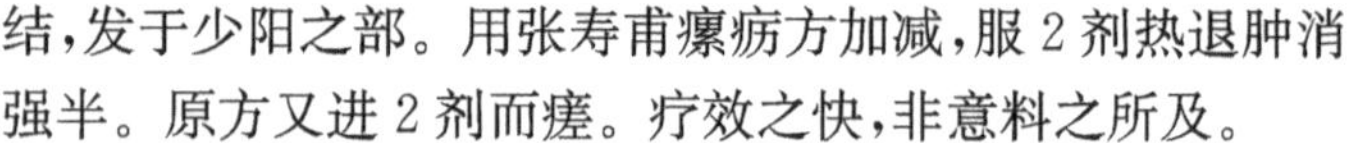

全身性瘙痒症

【案例】

杨某，男，88 岁，1978 年 5 月 4 日初诊。患者主诉全身瘙痒已 4 个月，昼夜不安，久治未愈。观其皮肤干燥无丘疹，无潮湿。脉浮而滑。精神一般，饮食如常。此内蕴燥热，外受风邪，风热相搏，发生瘙痒；宜活血润燥，疏风祛热。

处方：生地黄、赤芍、当归、白鲜皮、蚕砂、牡丹皮、蛇床子、地肤子、蝉蜕、防风、荆芥，服 2 剂即轻，后按本方服 16 剂痊愈。

瘾 疹

【案例】

孔某，50 岁，城南三里庄人。初诊主诉周身起风团疙瘩，3 年多来遇热遇风即起，瘙痒难忍，痛苦万分，多方求治未效。诊其脉滑而数，周身起红色丘疹，上半身干燥，此血

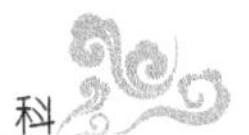

热受风而起丘疹，风郁皮肤而发生奇痒。宜清热活血祛风法，投清热解毒饮。

处方：白鲜皮、地肤子、苦参、蝉蜕、丹参、当归、赤芍、蛇床子、蚕砂、瓜蒌、葛根。

复诊：服药 3 剂瘾疹消除十之七八。药已奏效。原方又服 3 剂而愈。

第三章
妇　科

痛　经

　　妇女在经期或前或后小腹及腰部疼痛或剧痛难忍称为痛经。本病机制为气血运行不畅，因经水为血所化，而血又随气运行，尚气充血沛，气顺血和则经行通畅无阻，自无痛经之患。形成气血运行不畅的原因甚多，如情志不遂，肝气郁结；经期产后胞宫受寒，气血凝滞；禀赋不足，气血虚少，运行失畅；肝肾不足，房事不节，经行之后，血海空虚，亦可出现经后腹痛绵绵，腰膝无力等症。其治疗当辨虚实。大多痛甚拒按者属实，痛缓喜按者属虚，痛在经前经期者为实，痛在经后者为虚，胀甚于痛为气滞，痛甚于胀为血瘀。治疗痛经王氏认为活血当先理气，理气重在调肝，补虚当重脾胃，乃为治疗妇科经脉失调之法则。

【案例一】

　　1968 年有刘某，28 岁，来门诊看病，主诉月经先期六七日，量少色紫有块，两胁胀痛，烦躁易怒，脉象沉弦，舌色紫暗，此肝气郁结，气滞血瘀作痛，当疏肝理气，活血化瘀，宜血府逐瘀汤加减。

[**方药**] 血府逐瘀汤加减。

当归	川芎	赤芍	桃仁
红花	牛膝	香附	青皮
枳壳	木香	甘草	延胡索

3剂。

二诊：服上药后小腹痛减，月经量较前多，色稍紫无块，仍按原方嘱其经前服，共3个月经周期恢复正常。

【案例二】

张某，32岁，2年前经期落水受寒，致每到月经来时小腹冷痛，量少，按之益甚，色暗有块，或如黑豆汁。此寒湿内停、气血瘀滞之象。宜温经利湿，理气化瘀，宜温经汤加味。

[**方药**] 温经汤加味。

人参	当归	川芎	白芍
桂枝	牛膝	莪术	牡丹皮
甘草	吴茱萸	炮干姜	乌药
茯苓			

嘱其每月服3～5剂，其复诊3次经3个月经周期始愈。

【案例三】

赵张氏，42岁，月经病2年，月经后期色淡量少，经后小腹痛，腰胁酸痛，四肢酸胀疲乏，诊其脉沉而细，舌淡红苔薄。此经后腹痛乃血海空虚，胞脉失养，故小腹疼痛。腰为肾之腑，腰部酸痛其肝肾亏虚可知。宜滋养肝肾，调补精血，方用补肝汤加减。

［**方药**］补肝汤加减。

| 山药 | 阿胶 | 当归 | 白芍 |
| 山茱萸 | 巴戟天 | 甘草 | 杜仲 |

续断

5剂。

二诊：药后腹痛腰酸皆轻，原方出入嘱其配丸药服用。

【案例四】

张某，39岁，经水失调数年，平素气血虚弱。现月事迟至，常在40日左右，纳差食少，四肢酸懒无力，经后小腹绵绵作痛，量少，色淡，脉濡而弱，舌淡黄薄，面色苍白无华，语音低微。皆因气血不足，胞脉失养所致，宜补气血，益冲任，用三才大补丸变丸为汤。

［**方药**］三才大补丸。

人参	炙黄芪	白术	山药
熟地黄	当归	川芎	阿胶
补骨脂	香附	杜仲	炒艾叶

服药10剂，诸症皆轻，后改为丸剂服数月气血渐复，月事正常，经痛亦愈。

小柴胡汤加减治疗热入血室

【案例】

赵某之妻，40余岁，初病头痛，发热，汗后怕风，发病10余日，服药三四剂未效。经水来而复止，胁腹胀痛，饮食不下，往来寒热，发作有时，夜间谵语不寐，如见鬼神，脉沉而迟涩，但至数分明，神识尚可。告之曰此热入血室，非鬼非怪，勿需害怕。拟方小柴胡汤加赤芍、牡丹皮、川牛膝，嘱服3剂。3日后病家来谢曰，先生治病确有把握，前也请过方脉，也请过巫婆，越治越重，渐至不起，这3剂药服完寒热已退，也不说胡话了。王氏云：古有明训，吾乃遵经治之矣。

〖按〗是证感受外邪，邪热内陷，与血互结，故见寒热如疟之正邪交争之象。血结胞宫，经气不利故经来复止，胁腹胀痛。心主血藏神，血热上扰故神志不清，谵语夜重。脉沉迟乃里虚之象，涩是瘀滞。古人言血室，乃指女子胞，因肝脉、冲脉总系于胞，冲为血海，血室属肝所主，肝胆二经相为表里，所以小柴胡汤和解少阳之枢，赤芍、牡丹皮、川牛膝凉血逐瘀，引热下行，能使肝胆和而寒热解，凝滞血室之邪，一鼓而去。心无邪扰，谵语之证自除。

瘀 血 头 痛

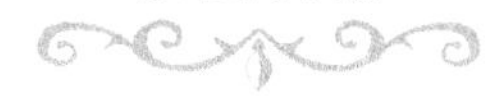

【案例】

患者凡李氏，女，46岁，自诉头疼已十多年，每逢经期为甚，屡治无效。其脉左寸弦甚，右寸和缓，舌顶两边色紫有斑，此系瘀血头痛，瘀血随厥阴上冲于巅顶。治宜破瘀活血，调达肝气。方遵王清任血府逐瘀汤原方10剂。

半月后患者来说，头痛好多了，这次月经来潮量多腹痛有血块。仍用原方又服10剂，头痛即瘥。

[**方药**]血府逐瘀汤。

当归　　　生地黄　　　红花　　　甘草

　　枳壳　　　　赤芍　　　　柴胡　　　　川芎

　　牛膝　　　　桃仁

　　〖按〗《临证指南医案》邹时承按："头为诸阳之会，与厥阴肝脉会于巅，诸阴寒邪不能上逆为阳气窒塞，浊邪得意上据，厥阴风火乃能逆上作痛，故头痛一证，皆有清阳不升，火风乘虚上入所致。"本例患者瘀血症状明显，头痛多年不愈，故用王清任血府逐瘀汤活血去瘀，行气止痛，方中川芎、当归、赤芍、桃仁、活血去瘀；牛膝去瘀血通血脉，并引瘀血下行；柴胡疏肝解郁，升达清阳；桔梗、枳壳开胸行气，使气行则血行；生地黄凉血清热；甘草调和诸药，使瘀去气行，诸证可愈。

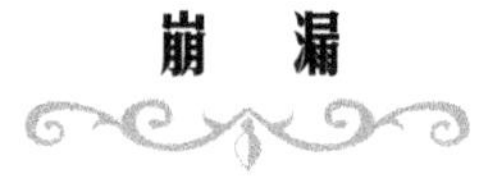

崩　漏

　　【案例一】 **脾虚冲任不固**

　　李铜匠妻，年近半百，天癸将竭，经血暴下，其夫登门求治。急至其舍，患者卧榻不起，面色㿠白，语音低微，言近年余月事已乱，自昨夜经水暴下，势如泄水，心慌意乱，烦躁不安，不能支持。诊其脉大而芤，舌淡少苔。此思虑伤脾，操持太过，又值天癸将尽之年，冲任虚损，中气下陷，失于统摄，以至经水暴下，急当补气固脱，培养冲任。投大剂归脾汤加阿胶、艾叶炭、川续断、山茱萸，2剂1日服完。次日李某喜曰，病好多了。复诊果见身心安静，脉亦和缓，横决之势已制。嘱其原方再服2剂以期痊愈。

【案例二】肝伤血崩

40 年前，同升公杂货行店员刘某，与王氏为邻，夫妻时常反目，一日凌晨仓促跑到王氏家，言其妇先腹痛后经血暴下，询之，乃盛怒之后所为。其脉弦长而紧，心慌意乱，躁扰不安，两胁攻痛，此肝气伤也。肝主气藏血，怒则伤肝，肝伤不能藏血。血属阴，静则循经荣内，动则错经妄行。七情过急则动五志之火，火亢甚经血暴下。疏方大剂丹栀逍遥散加郁金、香附、生地黄，平肝解郁泻火，1 剂血止心安，2 剂痊愈。

〖按〗崩漏之证，其因不一，《素问·阴阳别论》云："阴虚阳搏谓之崩。"此证往往由于劳伤心脾，冲任虚损，心脾不足所致。但也有血热妄行，怒动肝火者。临诊必须详细辨证进行施治，才能到达治疗之目的。

案一患者天癸将尽，冲任虚损，心脾失于统摄，故以归脾汤加固冲之味，大补元气，使气旺而能摄血，经血归于常道。案二患者郁怒日久，肝气横逆，肝阴受损，肝不藏血，予逍遥散加味疏肝平肝调气，养阴、清热止血，使肝气得疏，五志之火得息，暴下之血遂止。两证均属暴崩，治疗之法不同，可见中医治病，全凭辨证。

鸡 爪 风

【案例】

手指痉挛、扭旋、伸不开，俗名鸡爪风。甚则腕掌也扭旋不灵，心慌难受，不时发作。此症由于肝血虚损，不能濡养经络，以致手腕发生痉挛。多见于产后血液耗损之体，不惟产后但血液亏弱之人,微风乘之亦可发生。亦有肝血不足,气郁日久而发者,多见于妇人。王氏侄媳王席氏,年近四十,身体素弱,操持劳累,数年前患此病,王氏用四物汤加柴胡、木瓜、桂枝、薏苡仁、钩藤,屡治屡效。2 年前产一对双胞胎,产后越犯越重,再用前方,毫无效果,踌躇再三,改用八珍汤加黄芪、桂枝、阿胶大补营血,再用鸡蛋壳炽成细末,早晚开水冲服 3 克,服药 10 剂,至今未犯。

胎漏下血

【案例】

1965 年黄某之妻,32 岁,怀孕 2 月,数日来阴道有时流血,但量少色淡,心中烦热口渴,脉滑小数,舌尖略红,询其腹痛腰酸等症,皆云无有,古人称为胎漏即此症也。倘若胎伤下血,其腹必痛,胎漏乃胞宫有热。拟《医宗金鉴》所载阿胶汤主之。

[**方药**] 阿胶汤。

生地黄	当归	白芍	川芎
栀子	黄芩	阿胶	侧柏叶

3 剂血止体安。

产后心血亏损精神错乱

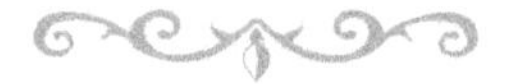

【案例】

隔壁伍某,25 岁,产后恶露过多,冲任亏损,心血耗伤,魂不守舍，胡言乱语，妄见鬼神，家人惶恐，认为外邪作祟，急请巫婆，病至加重，邀王氏诊时，面唇苍白，舌淡无苔，声音低微，心烦不安，乱指妄见，胡言乱语。脉象细数欲散，察色辨脉，皆属失血过多，心血失养，神不守舍，血不养肝，魂无所依，并非鬼神作祟。宜大补气血、固守真元、安神宁志之剂，拟归脾汤加朱砂、龙齿，2 剂即安。二诊加砂仁，饮食亦增，脉见和缓，恶露渐少，改服人参养荣汤 5 剂而瘥。

瘀 血 冲 心

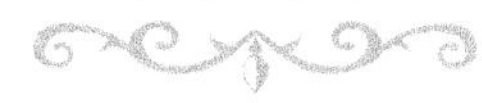

【案例】

李某，女，20 余岁，患瘀血冲心，其夫邀王氏诊治。患者新产之后，气血大伤，营卫空虚，不慎感冒风寒，恶露不下，小腹胀痛，继而胸闷不安，神识不清，狂言乱语，妄见鬼神，视其面红气粗，舌绛紫有瘀斑，其脉涩滞有力。触其小腹硬满，但小溲自利，此恶露不下，败血冲心也。宜《医宗金鉴》小调经散变散为汤。

［**方药**］小调经散。

| 赤芍 | 当归 | 没药 | 琥珀 |
| 桂心 | 细辛 | 麝香 | 姜汁 |

酒 1 盅兑服。

二诊：瘀血下行，腹痛稍减，神识渐清，自觉身体疲乏，食不知味，败血已有出路，君主之位安泰，表邪亦有外达之机，惟气血双虚，宜原方加人参、黄芪继进。

三诊：恶露甚多，神清气爽，饮食增加，脉亦无涩滞之

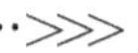

象，沉取无力，惟早晚时发寒热，以小柴胡汤加砂仁善其后。

〖按〗唐容川解小调经散云："当归补血，赤芍行血，树脂似人之血，没药为树脂所结，故能治结血，琥珀乃树脂所化，故能化死血，四药专治瘀血，亦云备矣，而又恐不能内行外达也，故领以辛、桂、麝香，使药性无所不到，而内外、上下，自无伏留之瘀血。"败血既去，其心神自安，妙在小柴胡汤善后，是治血海之上源，血为肝之所司，肝气既得清达，则血分之郁自解。

第四章
儿　科

麻　疹

　　麻疹是一种天行时疫，小儿急性传染病，多发于冬末春初。《医宗金鉴》认为："乃胎元之毒，伏于六腑，感天地邪阳火盛之气，自肺脾而出，故多咳嗽喷嚏，鼻流清涕，眼泪汪汪，两胞浮肿。身热二三日，或四五日，始见于皮肤之上，形如麻粒，色若桃花，间有类于痘大者，此麻疹初发之状也。"

　　麻疹可分为三期，即发热期、出疹期、收靥期，每期三四日，顺症不需服药，只要注意护理即可。但幼婴及体弱患儿，禀赋素虚，多因疹出不透，毒邪内陷而转重；或停食积聚，或调理失当，或邪毒过重，均可见当出不出，大热不退，或骤出骤靥，变化迅速，险症百出。司命者当提高警惕，聚精会神，随症施治，不可大意，方可转危为安。

　　治疗之法初以清宣疏透，升麻葛根汤、宣毒发表汤之类加减，务要宣发畅透，使邪有出路；疹已见彤，责乎透彻，此时卫分之邪渐解而气分之热转盛，宜清热解毒透疹。方用清解透表汤（验方：西河柳、蝉蜕、葛根、升麻、连翘、金银花、紫草、桑叶、甘草、菊花、牛蒡子）。收靥期时疹点渐退，身热亦减，古人认为，疹为阳邪，必伤阴津，此时重点养肺胃之阴，清未尽之热。沙参麦冬汤加减。

【案例一】

侄孙王某，6岁时患麻疹。正当春末气候干燥，初起发热微有恶寒，干咳无痰，喷嚏，眼泪汪汪，鼻流清涕，脉象浮紧，三四日当出不出，投宣毒发表汤2剂未见疹点，反而加剧。咳喘气促，心烦不宁，鼻翼煽动。此肺胃热邪，里结表闭，病重药轻，杯水车薪，何能获效。遂改麻杏石甘汤合升麻葛根汤化裁，连进2剂。咳喘渐轻，病至8日始见疹点，但稀疏不密，隐于皮内，《麻疹活人书》说："当出不出，当透不透，皆属逆症。"此疹毒不得外达，当因势利导，前方继进。外用芫荽酒先擦头面五心，再擦胸背全身，被单复盖，每日2次，翌晨观之，疹色红润，顺序而出。改拟升麻葛根汤合银翘散加减2剂，逐渐出齐，毒解热退。再与地骨皮饮加养阴清热之品2剂后，麻疹循序收靥，胃纳转佳，精神活泼，余热亦清，阴津自复而愈。

［**方药**］芫荽酒擦洗法。

芫荽一把，酒200毫升，先将芫荽洗净切碎，放入酒碗内，锅内添点水将瓷碗坐在锅内加热，趁热擦洗，凉了再热。

【案例二】

席某，女孩，4岁，患麻疹。发热无汗三四日，咳嗽喷嚏，眼红难睁，烦躁不安，谵语神昏，疹点隐约皮内，欲出不得，有时见点即没，举家慌恐，速邀王氏诊视。脉数而紧、苔白舌红,此麻疹热毒内炽,外为风寒所闭,疹毒不得外泄,定要内攻脏腑。俗称闷疹,乃危重之候,急当宣透。先施"打醋汤"连打3次,即见微汗,遂灌荆防解毒汤1剂,药尽疹随汗出,身心稍安。继进清热解毒透疹之剂,务使疹毒尽达于肌表,使其毒尽正复,依序后靥痊愈。

[**方药**] 荆防解毒汤。

荆芥	防风	薄荷	牛蒡子
犀角	黄连	黄芩	人中黄
连翘	灯心草	芦根	

打醋汤法:先将患儿用被单盖好,用好醋500毫升放入盆内,烧一块砖或秤砣,烧至发红,然后把醋盆放在患儿靠脚的一头,掀开被单,将烧红的砖放入醋内,然后将被单盖住,让醋蒸气熏蒸片刻,时勿过长,切忌房间憋闷。本法用于麻疹当出不出或骤靥转里极效。

小儿惊风

惊风病在中医临床上包括甚广,凡瘛疭、痉、痫、抽搐、天吊、抽风等皆为此症。发病原因很多,如外感实邪,内蕴痰热,化火生风;或长期吐泻,运化不足,血虚肝脉失养,虚风内动;或见脾肾阳虚,命门火衰。也可出现四肢颤动、瘛疭等动风之象。其发病有急缓、虚实、寒热的不同,常分为急惊、慢惊、慢脾3种类型。病来急骤。由于热甚生风,实象毕具者为急惊风;发病迟慢,脾虚肝旺者为慢惊风;脾肾阳虚或纯阴无阳者则为慢脾风。此病在隋唐时代无独立的病名，一般都与痫病混淆，如《千金方》《外台秘要》，均以风痫、惊痫、食痫为名，迨至北宋《小儿药症直诀》书中，始创急惊、慢惊、慢脾等病名，并明确指出惊风与痫病的区别。近代临床上将痉厥出现于成人的称为痉病，出现于儿童的称为惊风。至于治法，急惊以疏风清热，开窍豁痰，平肝镇惊；慢惊以温中补脾为主；慢脾以温阳救逆、固本逐寒为主。此系治疗惊风病的基本大法。

【案例一】 清热镇惊汤治疗急惊风

徐某之子铁牛，一岁半，平时身体素壮，唯有口舌糜烂疾患。一日锣鼓惊吓后突然发惊，两手发抖，角弓反张，叫号不宁，呼吸急促，面色红赤，指纹青紫，舌红赤，苔薄黄，此急惊风也。患儿心肝素有蕴热，心藏神主惊，肝属木主风，忽然受惊神散气乱而触发，急针人中、十宣等，抽风暂缓，宜方用清热镇惊汤加减。

[**方药**] 清热镇惊汤。

钩藤（后下）	龙齿（先煎）	朱砂（冲服）	龙胆草
柴胡	薄荷	黄连	栀子
茯神	远志		

1剂煎汤分5次灌服，1剂痉愈，后未复发。

【案例二】 缓肝理脾汤加减治疗慢惊风

曹某之三女儿小段，3岁，身体不壮，平时多病，纳少吐泻时作时止已月余，数日前出现抽搐，察其面色苍白，昏睡露睛，脉沉而迟，身虽不凉，大便色青，时而瘛疭，此属脾胃虚极，肝风妄动，宜疏肝镇惊、大补脾胃之法，宜《医宗金鉴》缓肝理脾汤加减。

[**方药**] 缓肝理脾汤。

桂枝	人参	茯苓	白芍
白术	陈皮	山药	扁豆
甘草	煨姜	大枣	钩藤（后下）

嘱服 3 剂，3 日后抽搐基本控制，吐泻亦止，大便仍然色青，此肠胃虚寒之证，原方又加干姜、砂仁各 3 克，又服 3 剂，饮食倍加，大便转黄，原方又服 2 剂而愈。

【案例三】 **理中地黄汤治疗慢脾风**

席某之子，2 岁时患秋后泄泻，日久不愈转为慢脾风，不时痉挛抽搐，身凉面青目黄目上视，角弓反张，数日屡治不愈，其母欲弃而不治，其父邀请王氏去诊，仔细观察，四肢不温，面色苍白，时瘛疭。三关指纹深陷，此因久泻脾肾阳虚，虚极生风，此慢脾风也。宜急用《福幼篇》所载理中地黄汤，与此症极为合拍。

［**方药**］理中地黄汤。

熟地黄	当归	山茱萸	枸杞子
白术	炮姜	党参	炙甘草
酸枣仁	肉桂	补骨脂	炙黄芪
核桃仁	生姜	红枣	

用灶心土 100 克煮水，先煎制附子 1.5 克，后入诸药，每次灌 4～5 汤勺，分 5 次灌服。1 剂服完，吐泻痉挛皆止，又服 1 剂，身温不凉欲饮食，原方又服 2 剂，渐渐痊愈。

【案例四】 **加味止痉散治疗小儿抽搐**

1976 年，秋某，女，2 岁，四肢抽搐，一日数发，抽后如平人，饮食不减，唯身体消瘦，久治不愈，特请王氏去治疗。诊见他面黄肌瘦，脉象缓中带弦，由于风湿阻滞经络，故四

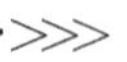

肢不断痉挛,《素问·至真要大论》云:"诸痉项强皆属于湿,诸暴强直皆属于风。"久病气血双虚,不能濡养筋脉。宜先驱风邪,然后补养气血,方可痊愈。遂与自配加味止痉散,每包0.9克,每日3包。2日后,家长带着患儿前来,说药很有效。抽搐已止。诊其脉亦较前和缓,疏方归脾汤5剂,每日1剂,加服加味止痉散,每日3包,巩固疗效,以善其后。1977年家长来称,患儿痊愈后没犯过,发育正常健康。

[**方药**] 加味止痉散。

全蝎9克　　蜈蚣10条　　僵蚕6克　砵砂6克
琥珀6克　　龙齿9克

共服极细末,10岁以下可服0.6克,5岁以下可服0.3克。

【**案例**】 胎儿绵风

程某之子,3个多月,患抽风病月余,每日两三次,医治无效,特来就医。王氏察其形状,面目青黄,唇舌红绛,手纹风关、气关均青紫,此系脾虚热盛,肝风内动,名为绵风。宜先镇痉息风,继而健脾治之,宜先服定风丸,后服汤药。

[**方药一**] 定风丸。

全蝎3克　朱砂6克　　龙齿3克　　生乳香4.5克
蜈蚣1条　生没药4.5克

研为极细末,待小儿哺乳时将药少许置小儿口中,乳汁送下,每日四五次。

[**方药二**]

生龙骨、生牡蛎、生石决明,以潜其阳;钩藤后下,薄荷、羚羊角磨汁服,以息其风;生黄芪、山药、山茱萸、党参补其虚;半夏、胆南星、甘草以化痰降逆和中。煎药半杯,频频灌服,服 2 剂后抽搐即止,4 剂痊愈。

养阴清肺汤治疗白喉

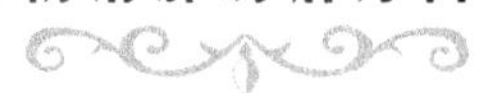

养阴清肺汤出自《重楼玉钥》一书,系清人郑梅涧所撰。方中生地黄、玄参、麦冬、白芍、牡丹皮,养肺肾之阴,清热润燥,薄荷宣肺达邪,疏散风热,贝母润肺化痰,甘草清热解毒,合而成养阴清肺之功。用于白喉疗效颇著。50 年前涡阳又一次白喉大流行,染者甚众,当时医者多束手无策,唯韩车五老先生学识渊博,医道高明,看《白喉治法抉微》最早,按书中所载轻、中、重三方随症施治,无不应手取效。当时王氏在韩氏处学习,他对白喉症治讲授甚详,主张养阴解毒,切忌表散。后来通过临床证明此法治疗白喉有确切的疗效,现介绍于后。

白喉是一种急性传染病,流行多在夏秋两季,故称"白缠喉",西医学认为,病原体是白喉杆菌。古人认为是燥热邪毒所致,初犯肺胃,毒聚咽喉,发热恶寒咽喉燉红疼痛,继则毒热内炽,化火伤阴,肺阴被灼,干咳如吠,声音嘶哑。咽喉部出现白膜。若火热蕴结,热势不得外泄,毒邪入于血分,真阴告竭,肺气郁闭,败症立致。或疫毒攻心,心阳衰微,心气不足可突然虚脱,亡阳、亡阴立见。

因此本病发病神速,传变不测,必须早治。治疗之法,初起发热微有恶寒,头痛身痛,咽十痛口渴,咽部红肿，或初见白膜，可用除瘟化毒汤，轻清肺卫，泄热解毒。

［**方药**］除瘟化毒汤。

粉葛根	桑叶	木通	竹叶
生地黄	金银花	薄荷	生甘草
贝母	枇杷叶		

热伤肺阴，唇干鼻燥，舌红少津，咽部白点或白块满布，脉象细数，治当养阴清热解毒，养阴清肺汤主之。

［**方药**］养阴清肺汤。

| 生地黄 | 麦冬 | 白芍 | 薄荷 |
| 玄参 | 贝母 | 牡丹皮 | 生甘草 |

重者日服 3 剂，轻者 2 剂，如胸下胀闷者加神曲、焦山楂。大便结者加清宁丸、玄明粉；小便短赤者加木通、泽泻、知母；燥渴者加天冬、马兜铃；面赤身热或舌苔黄者加金银花、连翘。

如遇急重症，里热炽盛，高热不退，面红目赤，烦躁口渴，饮水即呛，白点成片，口出臭气，小便短少，舌红苔黄，脉象数急者，治当泻火解毒，养阴清热，方用神仙活命汤。

［**方药**］神仙活命汤。

龙胆草	玄参	黄柏	板蓝根
生石膏	白芍	生甘草	生地黄
瓜蒌	马兜铃		

此方每日 2 剂，症状转轻即可，改服养阴清肺汤。如舌起芒刺，神昏谵语者，加犀角（镑）、连翘；大便闭塞，胸下满闷者加厚朴、枳实；便秘加生大黄；小便短赤加知母、泽泻、

车前子。

此病凶险，危重患者应采用中西医结合治疗。

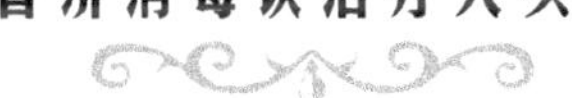

普济消毒饮治疗大头瘟

大头瘟又名大头风，乃天行时疫，如吴又可谓："大头瘟者其湿热气蒸伤高颠。必多汗，初憎寒壮热体重，头面肿甚，目不能开，上喘，咽喉不利，口干舌燥。"本病可能是颜面丹毒及流行性腮腺炎之类，当时流行伤亡甚众，市医以承气加板蓝根下之稍缓，翌日如故，下之又缓，终莫能愈，渐之危笃。昔贤东垣先生谓之曰：身半以上，天之气也，身半以下，地之气也，此邪毒客于心肺之间，上攻头面而肿甚，以承气泻胃中之实热是为诛伐无过，随处一方，全活甚多，故名普济消毒饮，审症用药，随即适应，或用原方，或酌情加减，或去升麻、柴胡，恐其热邪上升，或初病热不太盛者去黄芩、黄连、加金银花，三四日后再加黄芩、黄连。外敷如意金黄散，服此方二三日病情即轻，七八日可以痊愈，屡试屡验，确有把握。

［**方药**］普济消毒饮。

连翘 15 克　　板蓝根 15 克　　马勃 3 克　　牛蒡子 6 克

薄荷 6 克　　僵蚕 6 克　　　升麻 3 克　　柴胡 6 克

桔梗 6 克　　玄参 15 克　　　生甘草 10 克

黄连(酒炒)15 克　　　　　　黄芩(温炒)15 克

陈皮(去白)10 克

用法：为末汤调时时服之，或拌蜜为丸噙化。

湿 温

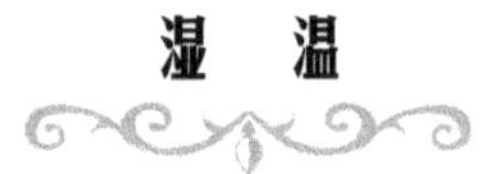

　　王氏之子 4 岁时，正当长夏暑湿交蒸之际，头痛发热，恶寒身重，苔白不渴，脉弦而濡。初以为受暑伤食，不大介意，过两日热势渐大。先用清暑消食不效，转解毒清热又不应，不敢自信，遂请当时县里朱、转两位名医会诊，服药未中病机。改请西医打针依然无效。时届三候，自思久治不愈，恐致不救，恐惧万分，踌躇再三，翻遍方书，难求效方。因王氏当时喜看陈修园、张景岳、徐灵胎等家之书，为其学术思想所囿，温病学派的书未尝逾目。有人指点曰，按外感伤寒治之不愈，可从温病中求之。王氏恍然大悟，如梦初醒，幸家有吴鞠通《温病条辨》一部，遂日夜查阅，观湿温门内 43 条所云之症候与其子之疾甚为相符，便照书投三仁汤 2 剂，热减症轻，后遵此意化裁数剂而安。当时王氏自恨读书太少，经验不多。昔贤淳于公有言："人民之病病多，医家之病病方少。"柯韵伯云："读万卷书，行万里路，方可行医。"皆经验之谈。自此发奋读书，勤学好问，数十年未敢懈怠。

乙型脑炎

　　流行性乙型脑炎是由乙型脑炎病毒引起，由蚊虫传染，具有季节性，流行于七、八、九 3 个月，有高热、抽搐、昏迷三大特点，类似中医暑温、暑厥。本病属于温病范畴，但有时与一般温病转变由卫及气，由气入营入血的发展规律有所不同，因暑为阳邪，易于化火动风，故常无典型的卫分证候。发病急、快，转变迅速。热、痰、风三者互为因果。热极生风，风动生痰，痰盛生惊。热毒内陷心胞，痰涎蒙闭心窍，所以临床上多出现高热、昏迷、抽搐等一系列凶险证候。治疗要抓住主要矛盾，把握好高热、昏迷、痰涎阻塞、呼吸衰竭、循环衰竭五道关口。用药以清热解毒息风为主，但由于患者体质有强弱，感邪有轻重，临床上且有偏热、偏湿、暑风、暑厥等区别，所以治疗应考虑全面，要因人因病制宜，辨证论治，合理配方，依据病情灵活运用，不可固执一方、一法。初期有表证者以辛凉解表；里实证者以清里泻热；邪入营分宜清营凉血；风动痉厥宜镇肝息风；偏湿的以化湿渗湿；偏热的应加重清气分之热。剂量宜重，以证为主，不可拘泥成方。

自拟"乙脑"合剂：大青叶、板蓝根、忍冬藤、芦根，各30克，生石膏60克，金银花、连翘各15克，黄芩12克，生甘草6克。

本方适于卫气同病、表里俱热者，如卫分症状明显者可加薄荷6克，野菊花15克，鲜荷叶12克；偏湿者去生石膏加藿香、佩兰各15克，滑石15克，薏苡仁30克；湿热盛者加黄连，气分热盛者可加重石膏、知母用量，气营两燔者去金银花、连翘、黄芩、芦根，加生地黄、牡丹皮、玄参各15克，紫草15克或加紫雪丹1.5～3克冲服；痰热盛者可加竹沥30～60克，胆南星6克，天竺黄9克；昏迷者加郁金9克，石菖蒲3～9克，远志6克，安宫牛黄丸或至宝丹可酌情应用。

抽搐加地龙 12 克,钩藤 15 克,蝉蜕 9 克,白芍 12 克,止痉散 1.5~3 克,湿浊痰阻用紫金锭 1.5~3 克。

呕吐者可针足三里、内关。

呼吸急促浅表,不规则,痰鸣等呼吸衰竭症候出现者,可用人参 9 克煎汤送服,冰片 0.06 克,或麝香 0.06 克。

如四肢厥冷,脉微欲绝,口唇淡紫,头汗出等循环衰竭症候出现者,急用人参 9 克,制附子 15 克,五味子 6 克,龙骨、牡蛎各 30 克,浓煎速服。

本病热在卫分时切不可用冷敷物理降温,以防冰伏其邪,尤忌电扇直吹,使汗不得出,表不得解,转里恶化。如后期低烧不退,乃余热未尽,当用清燥养阴法,竹叶石膏汤之类。恢复期阴虚动风者可用大小定风珠,滋养肝肾之阴,息风镇惊,此时不可用全蝎、蜈蚣之类。

〔按〕王氏临证数十年,对暑温颇有认识,单纯中医疗法对危重证抢救不力,现在通过中西医结合治疗,各取所长,补偏救弊,疗效较前大大提高。1956 年"乙脑"流行,王氏至县医院协助西医治疗"乙脑",协助治疗 3 个月,治学结合,本着辨证凭脉、审症用药的原则,以清热解毒息风法为主,疗效甚为显著。

王凌霄简介及其学术思想

王凌霄（1896—1986 年），男，安徽省涡阳县人。王氏家境富裕，是清末及民国期间涡阳县的大户人家，自幼聪颖，弱冠学医，师从涡阳名医韩挹丹（字车五）。王氏熟读经典，学有渊源，勤求博采，旁涉百家。从事中医临床 60 余年，精于内、外、妇、儿各科。在治病方面主张维护正气，用药攻不伤正，补不碍邪。注意调整脏腑功能，在治疗消化系统疾病时倡导以通为补，饮食调养。王氏注重辨证施治，经方时方因证而施。学成之后，悬壶乡里，德以术显，术以德彰。医技日进，疗效显著，在皖北一片名声鹊起。

1958 年王氏加入县成立的中医联合诊所（涡阳县中医院前身），兼在华佗中医学校涡阳分校任教。当时县卫生主管部门曾举办两届卫训班，均聘请王氏讲授中医知识，其深厚的理论知识及丰富的临床经验深受学员们的欢迎。

1956 年涡阳县"乙脑"流行，县卫生主管领导曾派王氏到涡阳县人民医院协助治疗"乙脑"，王氏从暑温辨证入手，用清热解毒、凉血息风法为主，随症加减，精心救治，显著提高了临床疗效，使大量危重患者转危为安。因此被评为"安徽省先进卫生工作者"荣誉称号,并到省城参加表彰大会,荣获三等奖,获奖励人民币伍拾元。

王氏一生,勤于临床,德艺双馨,诊务繁忙,无暇著述。为了继承王氏的学术经验,1978 年县卫生局特指派张杰医师到县中医院为其整理病例医案,总结王氏的学术经验。张氏因此侍诊其左右,跟师学习约一年之久。王氏懂摄生之术,耄耋之年仍精神矍铄,貌古而神腴,体丰而面润,声如洪钟,银须飘洒,仁厚慈祥,长者风度,衣着宽松,有仙风道骨之貌。

《王凌霄医疗经验集》是张氏跟师学习期间根据王氏历年的门诊、会诊病历和记录整理而成,由王氏亲自编稿,张氏协助整理,并加以按语。

一、熟读经典,弘扬仲景学说

中医学源远流长,博大精深,五千年来为中华民族的繁衍昌盛作出了不可磨灭的贡献。中医理论是建立在中国古代哲学的基础上,通过历代先哲的反复实践总结,已创造出一套完整的中医基础理论。众所周知,中医的临床关键在疗效,但临床疗效是出自医者的辨证、立法、组方、遣药的准确性。这就要靠医者要有扎实的基础理论去指导,特别是对《内经》《难经》《神农本草经》《伤寒论》《金匮要略》《温病学》等中医经典运用的熟练程度,此外还要靠多年的临床经验方臻完善。特别是医圣张仲景所撰之方,历代医家莫不奉为圭臬,并视为规矩准绳。其言精而奥,其法简而详,如能深入研究、用于临床,并以方对证者,可取桴鼓之效。清代医家徐灵胎曰:"仲景之方,犹百钧之弩也,如其中的,一举贯革。"宋代郭雍曰："仲景规矩准绳明备，是为百世之师。"

王氏熟读经典，理论扎实，勤于临床，善于思故，学验俱丰，悟性极高。学医之初就认真攻读了《内经》《神农本草经》《伤寒论》《金匮要略》等经典，并能熟练地运用于临床，对仲景之说领悟较深，临证能扬仲景之术，弘经方之法。如验案中大柴胡证、大青龙证、大陷胸证、备急丸证都能用仲景之方斩关夺将，救急于危难；用干姜黄芩黄连人参汤治呕吐，厚朴生姜半夏甘草人参汤治腹胀，生姜泻心汤治虚热水气痞，吴茱萸汤治头痛吐涎沫，用泻心汤治热伤胃络之吐血，黄土汤治脾虚失统之便血等，法度严谨，取效甚速。从中能看出王氏对经典经方运用的熟练程度及辩证求因的中医思维。特别是在水肿案中，王氏能力排众议，辨证为脾肾元阳虚惫，水湿阴邪泛滥，投温阳利水之真武汤使其侄女多年的水肿得以痊愈，40 余年未见复发。可见王氏临证重视经典理论，善于应用经方治疗疑难杂病，取法仲景，用药规范，仁心仁术，医者典范。

二、博采众长，汲取各家精华

王氏常说医道不易，临证艰险，要像柯韵伯所说："读万卷书，行万里路，方可行医。"王氏在攻读经典的同时涉猎广泛，自述喜看陈修园、张景岳、徐灵胎等医家的书。尤其对《医宗金鉴》的各科心法要诀，更是烂熟于心，张口即来，常引用于医案之中，如在痢疾之预后中引用《医宗金鉴》"水浆不入痢不止，少气脉细皮肤寒，纯血噤口呕脏气，身热脉大命难全"。

从王氏医案用方上看，唐容川的《血证论》、张锡纯的《医学衷中参西录》、吴鞠通的《温病条辨》、叶天士的《临证指南医案》、程钟龄的《医学心悟》等有效方药经常被采用，王氏能从中汲取各家精华，根据病情，临证发挥。

"问渠哪得清如许，为有源头活水来"。医者要想临证出疗效，必须打好理论基础，学好经典，博览群书，择善而从，汲取经验，勤于临床，精益求精。要做到清代程钟龄《医学心悟·自序》中所说："博览群言，沉思力索，以造诣于精微之域，则心如明镜，笔发青花，于以拯救苍生，而药无虚发，方必有功。"

三、急危重症，胆大心细果断

王氏精于医理，胆大心细，法活机圆，遇急危重症，能做到临危不惧，以拯救患者为己任，毅然奔赴，精心救治，用药大胆果断，力挽狂澜，起死回生。如案中救治瘟毒危症，大热不解，头痛如破，神昏谵语，吐泻并作，急投清瘟败毒散使其转危为安；如治疗中风时，徐姓患者突然昏倒，神志不清，瞋目握拳，口眼歪斜，半身不遂之闭证，急刺水沟、太冲、丰隆等穴，又用通关散通鼻取嚏使其苏醒，并投平肝潜阳、息风通窍之剂取效。再如其救治麻疹重症，患儿高热不退，咳喘气促，心烦不宁，鼻翼煽动之肺胃热盛、里结表闭之危症，外用芫荽酒擦头面五心，再擦胸背全身，内服麻杏石甘汤合升麻葛根汤宣肺清热，解表透疹，使患儿热退疹出，转危为安。

四、审证求因，重视辨证施治

辨证论治是中医治病的前提，正如清代王莘农云："病赖辨证，辨之不明，举手即错，方贵精当，不当下咽即逆。"仲景在《内经》的基础上创六经辨证，来概括、辨识外感诸症，又以脏腑经络病机来概括、辨识内伤杂病。后世医家多有发挥，在病因方面如巢元方的《诸病源候论》，陈无择的三因学说，充实了医家审证求因的内容。明清医家所创的卫、气、营、血及三焦辨证，逐步完善了中医临床辨证体系。

　　王氏临床重视辨证施治，主张辨病与辨证相结合，如对高血压病他从中医的"眩晕""头痛""肝阳""肝风"中分辨出类型；从"眩晕"的病机中辨识出"虚、痰、火"各种病因；同是治疗胃脘痛证，却采用了驱虫及疏肝理气、温中散寒等不同治法。同为吐血，热伤胃络者用泻心汤釜底抽薪；肝木乘胃者，以丹栀逍遥散清泄肝火，畅达气机，治法虽异却同时获效。治大便下血有远血、近血之分；治小便下血有血淋与溺血之别；治泄泻采用八法，疗痢疾证分三型；治腰痛有肾虚、瘀血、寒湿伤及肾之外府之迥异；治痹病有风、寒、湿热之不同。总之王氏临床推崇六经、脏腑辨证，喜用八纲辨证，层层分析，纲举目张，选方用药精当，常取满意效果。

張俊
2016.10.6 于合肥